あたため美人の
冷えとりbook

カンタン
アイディア
73

帯山中央病院院長
医学博士・漢方専門医
渡邉賀子

日本文芸社

はじめに

「冷えは治らない」と、あきらめていませんか？
冷えはじわじわと感じはじめて、毎日毎日続くもの。それゆえ、「これが当たり前」と思っている人も少なくないでしょう。

昔から日本人女性は冷えに敏感だといわれますが、その原因は体質だけでなく、日本の四季の変化や生活習慣などにあると考えられています。
それに加えて現代は、一年を通じてエアコンで温度が調節された環境におかれることが当たり前。ある調査では、冬に冷えを感じている女性は約５割、夏の冷えを訴える女性も約４割に達しているということがわかっており、冷え症が現代病のひとつであることがよくわかります。

また、現代の女性は、仕事や家事、さらに子育てまでを当たり前のようにこなしていますが、知らず知らずのうちにがんばりすぎ、実は疲れ果ててしまっていることも…。その疲れに気づくひまさえなくがんばり続け、その結果、心も体も冷えきっているのではないでしょうか。
冷えと疲れの相関関係は強いうえ、体質を改善するのはなかなか難しいもの。冷えも疲れも「しかたのないもの」として放置しがちですよね。
でもそのままにしておくと、冷えが悪化して不調が起きたり、病気の引き金になってしまうことも…。
そんな「冷え」と共存しながら、少しずつお別れしていくためには、日常生活での工夫が必要です。とはいえ、難しいノウハウはいりません。ポイントは、
①あたためる　②運動する　③リラックスする
の３つのコツをおさえるだけと、とってもシンプル。

この本では、以上の３つのポイントをふまえて、普段の生活のいろいろな場面で活用できる、楽しいアイディアを紹介していきます。

楽しく取り組むうちに、冷えがやわらぎ、体が楽になるなんて、「ちょっとやってみたい」と思いませんか？
さあ、楽しいレッスンのはじまりです。

帯山中央病院院長 医学博士 漢方専門医　渡邉賀子

もくじ

Part 1　冷えとりをはじめる前に

Part 2　冷えとりアイディア 起きてからおでかけ編

朝起きたら

おでかけ準備

Part 3 冷えとりアイディア おでかけ・オフィス編

Part 4 冷えとりアイディア おうち編

Part 5 冷えとりアイディア リラックスタイム編

エクササイズ

お風呂

マッサージ

ストレッチ

睡眠

本書の特長と使いかた

カンタンアイディアで冷えとさよなら！

この本では、巻頭で「冷えタイプチェック」をした後、1日の流れに沿って、シーン別に冷えとりアイディアを紹介しています。

Part 1
冷えとりをはじめる前に

Part 1では、「冷えタイプチェック」で自分の体質を診断した後、冷えの基礎知識を解説しています。

Part 2
冷えとりアイディア 起きてからおでかけ編

起床

- 朝起きたら
- おでかけ準備
- おでかけ

Part 3
冷えとりアイディア おでかけ・オフィス編

外出

- オフィスで
- おでかけ先で
- 外食するなら

Part 4
冷えとりアイディア おうち編

帰宅

- 家に帰ったら
- うちごはん
- 冷えとりレシピ

Part 5
冷えとりアイディア リラックスタイム編

- エクササイズ
- お風呂
- マッサージ
- ストレッチ
- 睡眠

就寝

［自分にあった方法ではじめましょう！］

はじめかた
1

「思い立ったらすぐやりたい！」派のA子さん

Part 2からのアイディア紹介をパラパラとめくって、目にとまったものからはじめました。準備がいらないものや、楽そうなもの、気持ちよさそうなものをかたっぱしから！

はじめかた
2

「自分にあうものを選びたい」派のB子さん

効果を早く感じたいので、まずは14～19ページの「冷えタイプチェック」で診断。自分は「水むくみタイプ」だったので、アイコンがついた冷えとりアイディアを選んで、挑戦しています。

はじめかた
3

「オフィスで冷えとりしたい」派のC子さん

いつも冷えを感じる「オフィス」で冷えとりをしたかったので、「おでかけ・オフィス編」で紹介されている冷えとりアイディアを中心にはじめました。

［アイディア紹介ページはこんな構成です］

「おでかけ」「オフィス」など、冷えとりを実践するシーンを、アイコンで紹介しています。

このページの冷えとりアイディアを、とくに実践してほしい体質タイプです。タイプは、14～19ページに掲載している「冷えタイプチェック」で分類している４つ。もちろん、指定のタイプ以外の人が実践しても効果は期待できます。

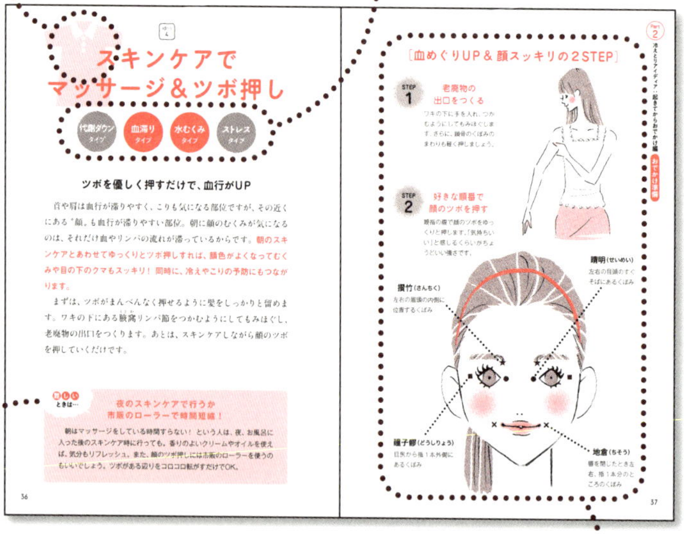

冷えとりアイディアの役立ち情報を、以下の４つの内容で紹介しています。

⦿難しいときは…
メインで紹介している冷えとりアイディアができればベストですが、難しい場合のために、より簡単な方法を紹介しています。

⦿できればやってみて
メインで紹介している冷えとりアイディアに加えて行うことで効果がアップする情報です。ここまでできればカンペキ！

⦿こんな工夫もできます
冷えとりアイディアのポイントや、知っておくと便利な情報を紹介しています。

⦿おすすめアイテム
冷えとりアイディアを簡単にしたり、効果をより高めたりしてくれる、おすすめアイテムです。

冷えとりの内容を、イラストや図表を使って解説しています。

Part
1

冷えとりを
はじめる前に

そのプチ不調、冷えが原因かも？

病気とまではいかないけれど、何だかいつも体調がイマイチ。そんな不調の原因、実は冷えにあるのかもしれません。たとえばこんな症状に心当たりはありませんか？

体がだるくて疲れやすい

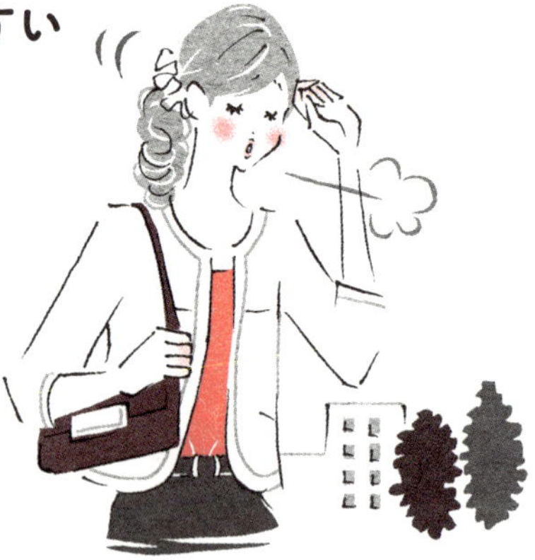

体が冷えると血のめぐりが悪くなり、体に必要な酸素や栄養が全身に行き渡りません。新陳代謝も滞るため、体のだるさを感じるようになります。

首や肩のこりが辛い

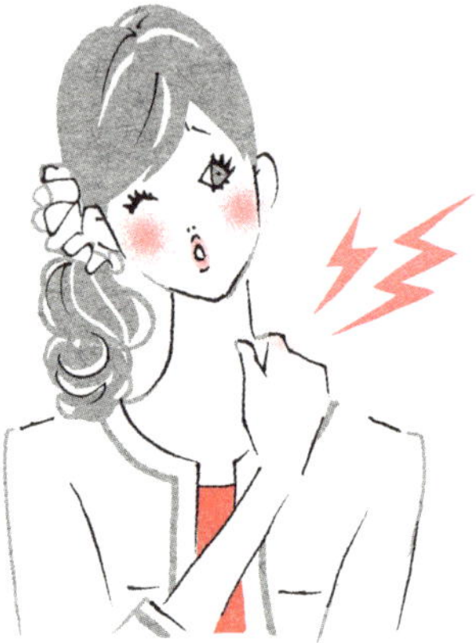

長時間同じ姿勢でいると筋肉が硬直し、血行が悪くなります。そこからこりが生じますが、冷えが加わることで、血行の悪さに拍車がかかり、辛い症状が慢性化していきます。

夕方には足がむくんでパンパン

体が冷えると、血液がスムーズにめぐりにくくなります。そのため、本来は体外に排出されるはずの余分な水分や、心臓に戻るはずの血液が体の末端などに滞り、むくみが生じるのです。

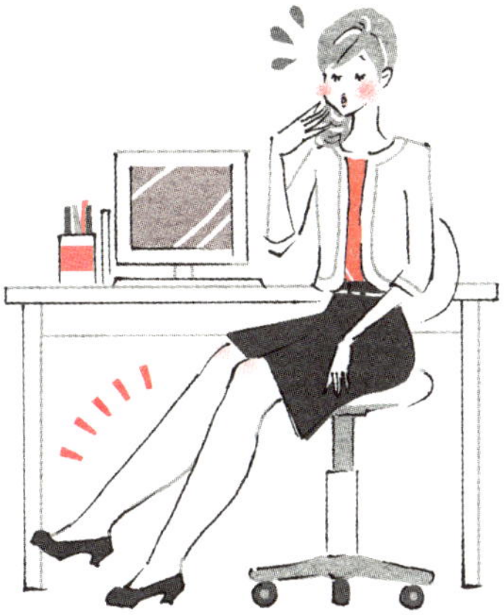

なかなかやせない

冷えは代謝を低下させるため、体がエネルギーを燃やしにくい状態に。食べたものが熱に変換されにくいため、太りやすくなります。

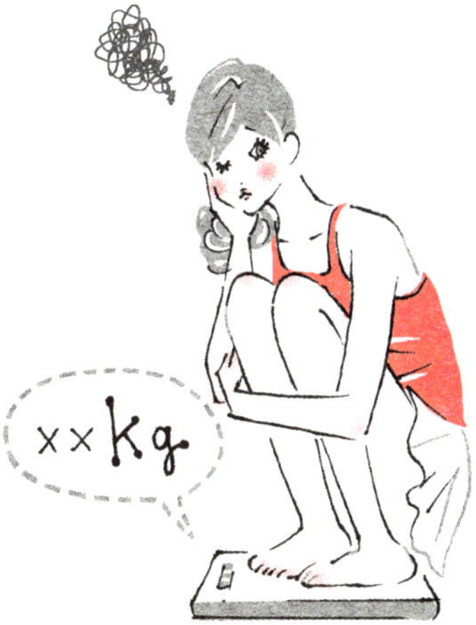

これらの不調を引き起こす冷えは、
体質によって原因が異なります。
次のページで、あなたの冷えのタイプを
チェックしてみましょう！

あなたはどんな体質？
冷えタイプチェック

冷えが生じる理由やメカニズムは、体質によって異なります。まずは以下のチェック項目に答えて、タイプを診断してみましょう。さらに16ページからの解説で自分の体質を知れば、より効果的に冷えとりが実践できます。

チェックA

□ 朝起きるのが辛い

□ なんだかいつも疲れやすい

□ 胃腸が弱い

□ 食欲がわかない

□ 食後に眠くなってしまう

□ 寒がりで風邪をひきやすい

当てはまった個数は

個

チェックB

□ 顔色が悪いとよくいわれる

□ 指先や足のかかとが、かさかさに荒れやすい

□ 顔のシミが気になる

□ いつも便秘気味だ

□ 青あざができやすい

□ ひどい肩こりに悩んでいる

当てはまった個数は

個

チェックC

□ 頭痛持ちだ

□ トイレが近い

□ 体がむくみやすい

□ めまいや耳鳴りがある

□ よく下痢をする

□ 天気によって具合が悪くなることがある

当てはまった個数は
個

チェックD

□ 夜なかなか眠れない

□ 気分が沈みがちで、不安になる

□ 気持ちが焦ることが多い

□ のどに違和感がある

□ おなかが張っている感じがする

□ イライラしがちで怒りっぽい

当てはまった個数は
個

チェックA～Dのうち、当てはまる項目が最も多いのがあなたのタイプです。詳しい解説は、各タイプのページを参照してください。当てはまるチェックの数が同数の場合は、両方のページを参考にしてみてください。

チェックAが一番多い …… **代謝ダウンタイプ** ➡ 16ページへ
チェックBが一番多い …… **血滞りタイプ** ➡ 17ページへ
チェックCが一番多い …… **水むくみタイプ** ➡ 18ページへ
チェックDが一番多い …… **ストレスタイプ** ➡ 19ページへ

チェックＡが一番多かった人は…

代謝ダウンタイプ

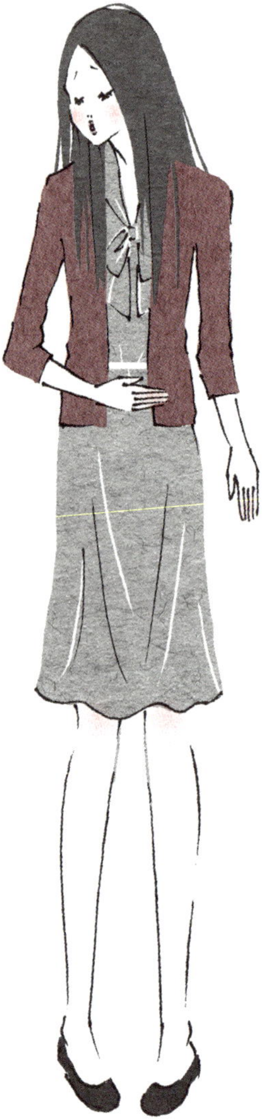

このタイプは

やせ型が多い
青白い
無気力

代謝が落ちて
冷えやすい体に

いつもエネルギーが不足しているため、体がだるく、すぐに疲れてしまいます。体の熱は食べ物を消化・吸収することで生み出されますが、このタイプは胃腸が弱いのが特徴。十分な量の食事がとれなかったり、食べてもうまく吸収できないため、熱を生み出しにくく、冷えが生じるのです。

チェックBが一番多かった人は…

血滞りタイプ

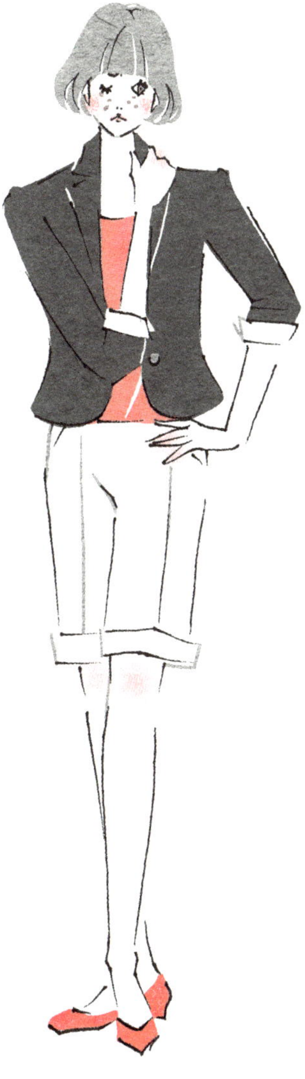

このタイプは

歯肉・唇が黒っぽい
肌がくすんでいる
目の下にクマがある

ドロドロ血が滞り
熱が全身に行き渡らない

このタイプの人は血がドロドロの状態。体内でつくられた熱は血液によって全身に届けられますが、血の粘度が高いとスムーズに流れず、熱が体のすみずみまで行き渡りにくいために冷えが生じるのです。このタイプに多い、顔色の悪さや肩こりも、ドロドロした血がとどまることから生じています。

チェックＣが一番多かった人は…

水むくみタイプ

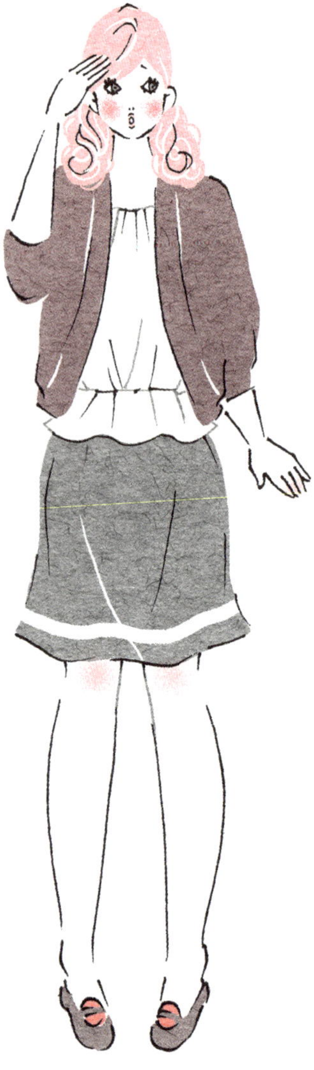

このタイプは

色白
ぽっちゃりしている

体内にたまった余分な水分のせいで冷える

体の各所で水分の流れが滞ったり、余分な水分を排出できずにためこんでしまったりするタイプ。水分が滞る場所により、足がむくむ、頭痛やめまいがするなどの症状が出ることも。水分には体を冷やす性質があるため、水分が滞っている部分が冷えてしまうのです。水分のとりすぎに注意したい体質です。

チェックDが一番多かった人は…
ストレスタイプ

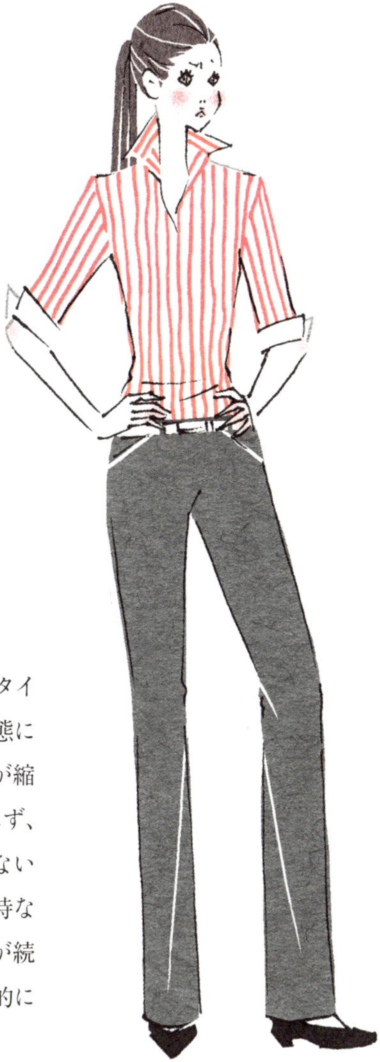

このタイプは

イライラしている
鬱屈としている

ストレスで血管が収縮して冷える

ストレスが原因で冷えているタイプ。イライラすると体が緊張状態になり、血管が収縮します。血管が縮まっていると新しい血液が流れず、血液が運ぶ熱も体に行き渡らないため、体が冷えることに。就寝時など体をゆるめたいときにも緊張が続いている場合があるので、意識的にリラックスすることが必要です。

知っておきたい
冷えとりの3大ルール

冷えとりを実践する前に、覚えておきたい3大ルール。たくさんの冷えとりアイディアがありますが、このルールを覚えておけば、自分なりにアレンジすることもできます。

ルール
1

体を外と内からあたためる

●体の外からあたためる

一番の基本となるルール。あたためるときには、①太い血管の通る「首」や、血管や神経が集まっている「足首」、②内臓がある「おなかまわり」、③大きな筋肉のある「背中」、のあたためスポットをおさえると効果的です。

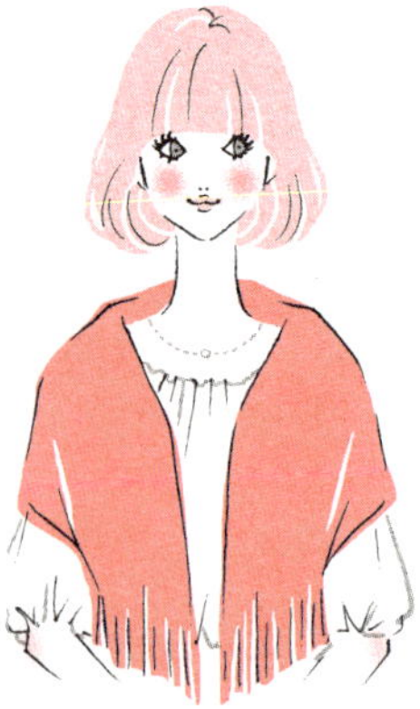

●食事で内からもあたためる

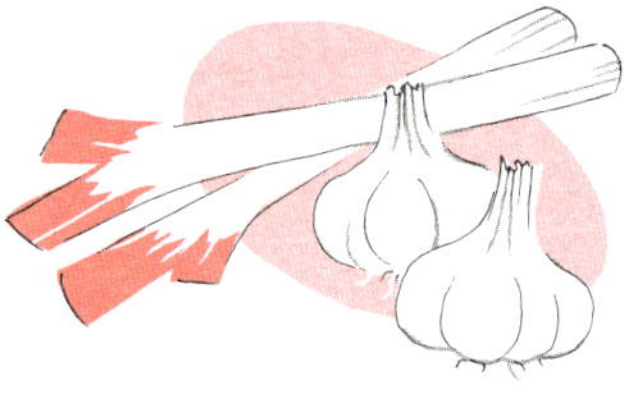

しょうがやねぎ、にんにくなどのあたため食材、熱のもとになるタンパク質など、冷えとり効果を発揮する食材を取りこんで、体の内側からもあたためます。

ルール 2
体を動かす

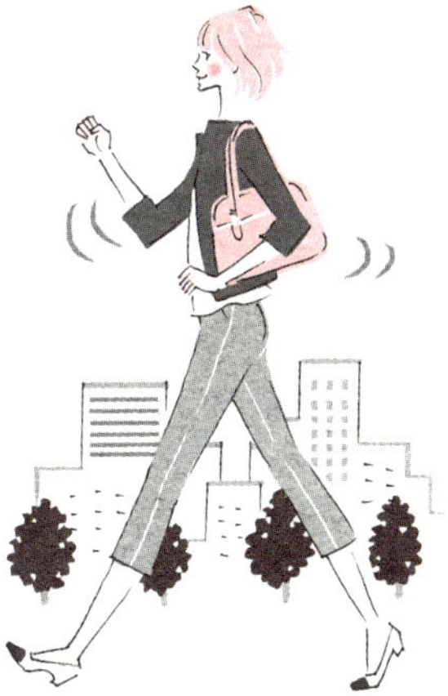

私たちの体は、食べものを材料に熱をつくりますが、なかでも筋肉を動かすことによる熱量が最も多く、１日の熱量の約６割をつくっているといいますから、動くことが冷えとりへの近道ともいえるでしょう。大がかりな運動をしなくても、掃除をする、１駅分歩くなど、こまめに動くだけでもOKです。

ルール 3
リラックスする

通常、私たちの体は、日中動いている間は交感神経が、休息中は副交感神経が優位に働いています。しかし、ストレスを感じると交感神経が優位になるため、体が緊張して血管が収縮し、血のめぐりが悪くなります。現代の女性は忙しく、何かとがんばってしまいがち。１日のどこかにリラックスタイムをつくり、意識的に体をゆるめてあげることが大切です。

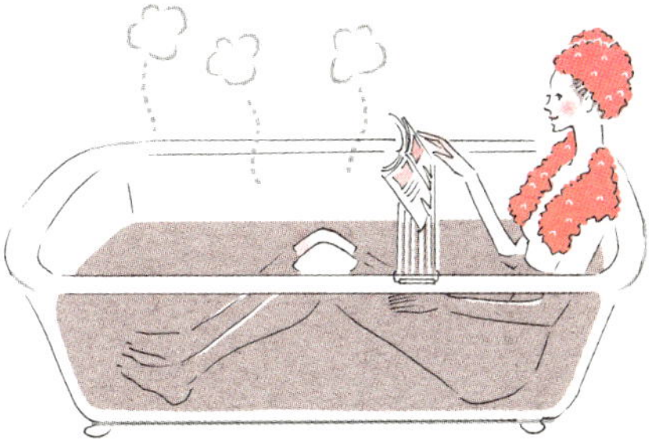

冷えの基礎知識①

冷えは不調のシグナルです

ここからは、具体的な冷えとりに入る前に知っておきたい知識を紹介していきます。すぐに冷えとりに挑戦したい人はPart 2からの実践編へ移ってもOKですが、冷えの仕組みが気になったときには読んでみてください。理論を知っておくと、各冷えとりアイディアを、より納得しながら実践することができます。

体温調節がうまくできず、冷えが生じる

私たちの体には、常に37℃前後の体温を保つ機能が備わっています。暑いと汗をかいて体を冷やしますし、逆に、寒さを感じると末梢血管が収縮したり、鳥肌が立ってなるべく熱を逃さないようにしたり、震えて筋肉を動かし、熱をつくったりしようとします。

これらの働きは自律神経によって調節されていますが、心身のバランスが崩れると自律神経が正常に働かなくなり、冷えが生じやすくなるのです。

また、寒さを感じるだけでなく、ほてりやのぼせを感じる人にも冷えが隠れている場合があります。足が熱く感じたり、首から上だけが熱かったりするのは、心身のバランスが崩れ、熱の運搬や血管の調節がうまくいっていないということなのです。

西洋医学では、冷えは病気と見なされない

心身のバランスが崩れて生じる冷えは、西洋医学的には原因がはっきりわからない場合があります。それゆえ、病院に行っても原因不明と判断されることも。西洋医学は不調の原因を検査などによって探り、その結果に基づいて治療を行うもの。しかし、冷えは検査で異常が見つかることが少ないため、治療しにくいのです。

逆に、病気が原因で起こる冷え（114ページで詳しい内容を紹介しています）の場合には、病気を治療することによって冷えも解消できます。

漢方医学では、冷えは「未病」のひとつ

冷えから生じる不調の解消に力を発揮するのが、漢方医学です。病気をピンポイントに治療をしていく西洋医学に対し、漢方では心身のトータルバランスを見て、症状の解決方法を探ります。そのため、全身のさまざまな状態が影響しあって起こる冷えなどの治療にあっているのです。

また、「未病」という考えかたも漢方医学の特徴。未病とは、病気ではないけれど不調があるといった、病気の前段階を指し、冷えは未病の代表的なものとされます。

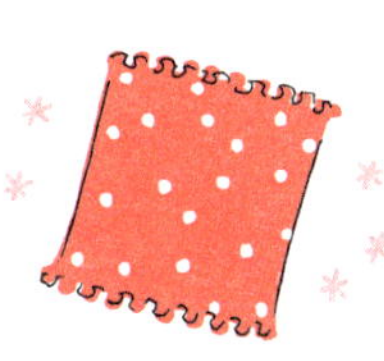
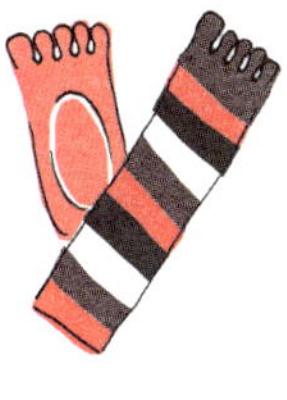
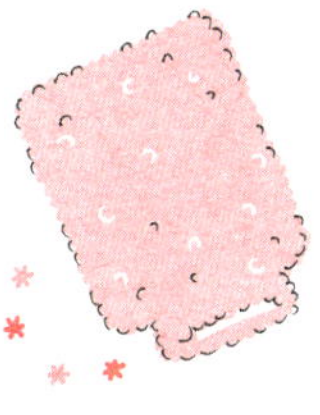

冷えの基礎知識②

五行理論でわかる冷えの仕組み

自然界の法則を５つの要素で考える

漢方の根本理論に、「五行」があります。「木」「火」「土」「金」「水」という自然界を構成している５つの要素のことで、これらの関係を表しているのが25ページの図です。５つの要素は互いに影響しあいながらバランスをとっています。

たとえば、水が雨となって降ると木が育つように、水は木を生み出す存在として考えられています。また、水は火を消すため、水が火を抑える存在とされるのです。

漢方の理論では季節や感情、色や味覚など、さまざまな項目を５つの要素に分けて考えるため、心身の機能のバランスもこの理論で知ることができるのです。

「五臓」のバランスがとれていることが大切

五行を人間の体に当てはめたものが「五臓」。肝臓、心臓などの臓器と、各臓器に関連する機能全体を指したものです。五臓も互いに影響しあっていますが、きれいにバランスがとれているのが健康な状態です。冷えがあると五臓全体の働きが低下します。五臓のどこかに問題が起こっている場合にも、症状のひとつとして冷えが生じるのです。

［体の機能を５つに分けた、五臓の関係図］

５つのバランスが大切

「肝」は生命力や血液の循環、「心」は心機能や脳の活動など、それぞれに機能が割り当てられています。5つのバランスが保たれているのがベストな状態です。

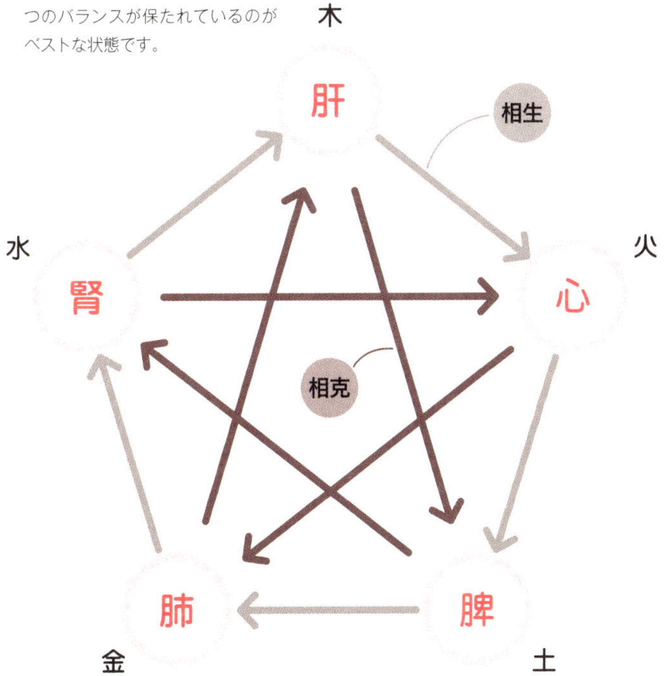

相生（そうじょう）

相生は親子の関係です。例えば木（親）が燃えて火（子）となるように、1つの要素からもう一方の要素が生まれることを指します。

相克（そうこく）

相克は相手を抑制する関係です。例えば、木は土の養分を吸いとり、土は水をせきとめ、水は火を消すといった働きです。

冷えの基礎知識③
気・血・水の状態で不調の原因がわかる

気・血・水は生きるための基本要素

前ページで紹介した五臓の間をたえずめぐっているのが「気」「血」「水」です。気は、目には見えない生命力となるエネルギー、血は血液、水はリンパ液などの血液以外の体液のこと。これらがちょうどいい量でスムーズに体をめぐると、健康な状態が維持できます。流れが過剰になっても滞っても、不調の原因になります。

気・血・水の状態で、体質がわかる

気・血・水の３つの状態やバランスを見ていくことで、個人の心身の特徴がわかります。冷えで悩んでいる場合には、体質によって冷えの原因が変わってくるため、体質の特徴を把握することでより効果的に冷えを改善できます。

14～19ページで紹介しているタイプ分類も、気・血・水の考えかたをベースにしています。例えば、「水むくみタイプ」は、「水」にトラブルがある体質。水（血液以外の水分）が多すぎたり、うまくめぐらなかったりすることで、めまいや頭痛がしたり、代謝がうまくいかなかったりするのです。

［全身をめぐる3つの要素］

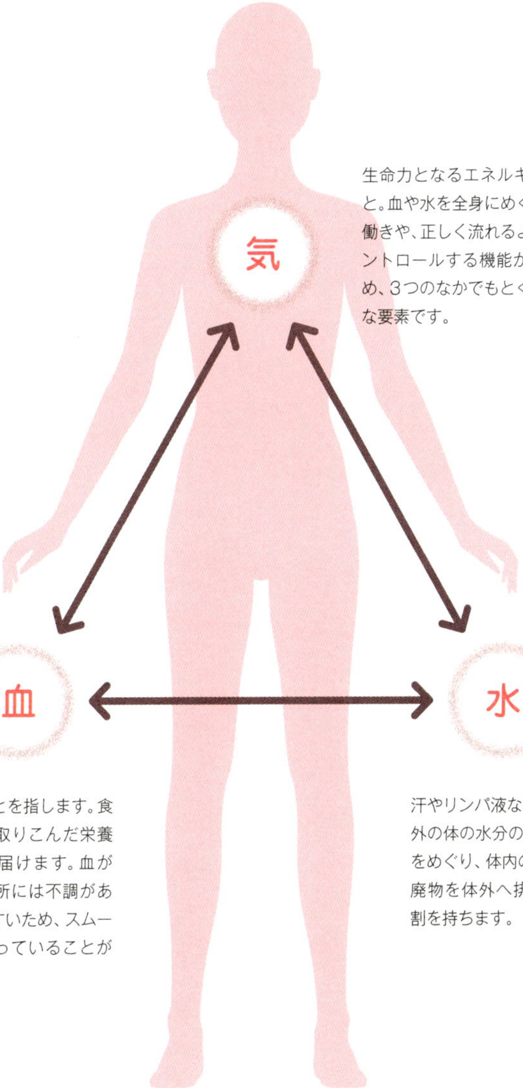

生命力となるエネルギーのこと。血や水を全身にめぐらせる働きや、正しく流れるようにコントロールする機能があるため、3つのなかでもとくに大事な要素です。

血液のことを指します。食べ物から取りこんだ栄養を体中に届けます。血が滞った場所には不調があらわれやすいため、スムーズにめぐっていることが大切です。

汗やリンパ液など、血液以外の体の水分のこと。全身をめぐり、体内の不要な老廃物を体外へ排出する役割を持ちます。

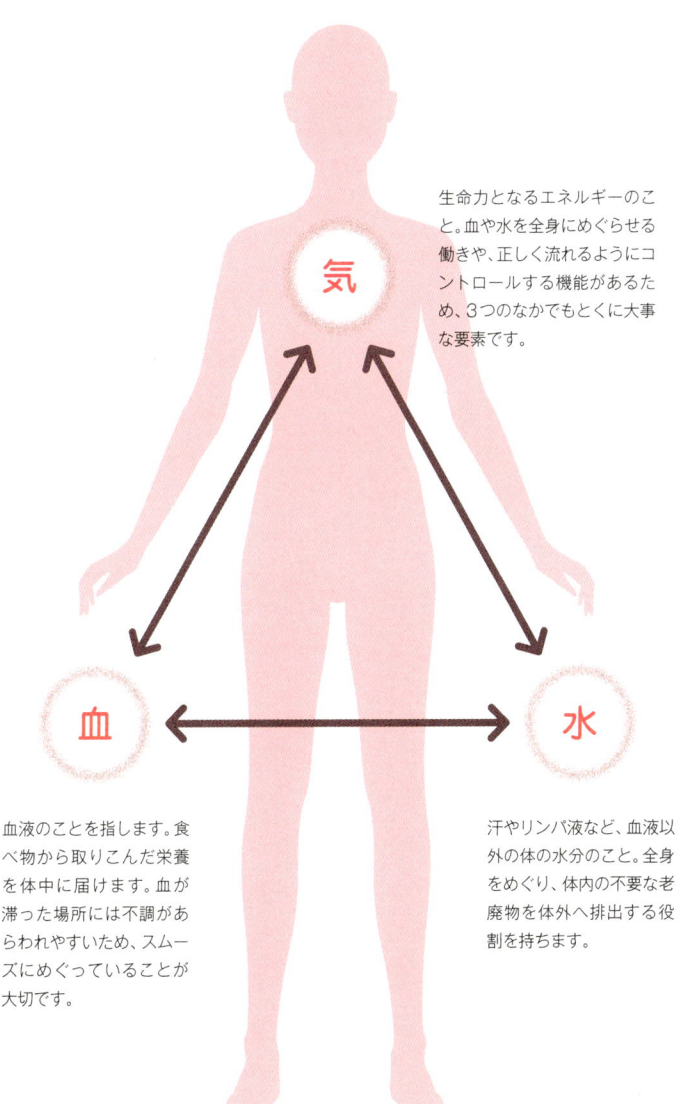

冷えの基礎知識④

女性の体は
なぜ冷えやすい？

女性のほうが、男性より「寒さ」を感じやすい

女性と男性では、心地よくすごせる温度である「快適温度帯」が違うといわれています。男性に比べて約3℃も女性のほうが寒がりなのです。また、オフィスでいえば、上下長袖のスーツを着ている男性に比べ、女性はブラウスにスカートと、冷えやすい服装でいることがほとんど。さらにオフィスの温度はスーツを着ている男性の体感にあわせられている場合が多いので、よけいに女性は寒い思いをすることに…。

男性に比べて筋肉量が少ない

人は食べたものを体内で燃やして熱を生み出しますが、その熱をつくる工場の役割をするのが筋肉。女性と男性の体脂肪率を比べたとき、一般的に女性のパーセンテージが高いのは、それだけ女性の筋肉量が少ないということを示しています。つまり、男性よりも熱をつくるパワーが少ないのです。

さらに、脂肪は発泡スチロールのように体温を保つ役割を持っていますから、ある程度は体に必要。冷えないためには、適度な量の筋肉と脂肪の両方が必要だといえます。

女性の臓器は、冷えを起こしやすい構造

女性の半数は「冷え症」ともいわれていますが、その理由は女性の臓器のつくりにも関係しています。女性は、下腹部に子宮や卵巣などの臓器があり、男性に比べて構造がとても複雑。そのため、血が滞りやすくなるのです。つまり、女性なら誰しも「冷え」の可能性を秘めているといえます。子宮が体の臓器の中でも一番下に位置していることも、血が滞りやすい原因です。

血流が悪くなると体に熱がまわらず、冷えの原因になりますから、昔から「女性は腰まわりを冷やしてはいけない」といわれるように、腰や下腹部はとくに意識的にあたためておきたい部分です。

生理サイクルも冷えやすさの原因に

月経サイクルのなかでも排卵後の「黄体期」は体が水分を蓄えやすくなる時期。「生理前にむくみやすくなる」と感じたことはありませんか？ 体内の水分量が増えるとそれだけ体が冷えやすくなります。また、生理中は血液だけでなく、水分を排出しやすいため下痢になる人も。体の中であたためた血や水分が外に出ることも、冷えの要因になります。冷えやすい体の構造を持つことに加え、月に一度冷えやすい時期が訪れる。女性の体はいくつもの理由から冷えやすくなっているといえるでしょう。

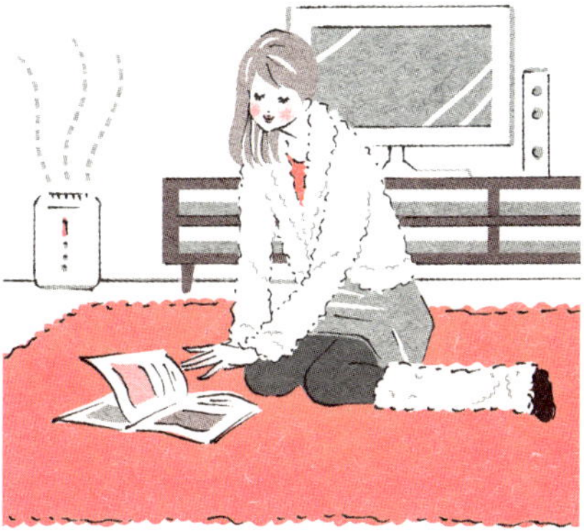

column

エアコンや冷たい飲み物を減らし体にやさしい生活を

一年中快適な温度の室内にいて、いつでもキンキンに冷えた飲み物が飲める――。現代の生活は、エアコンや冷蔵庫がなかった時代に比べれば快適で便利ではありますが、体にとってはいいことばかりとはいえません。そもそも私たちの体は、どちらかといえば暑さに強く、寒さには弱くできています。暑いと汗をたっぷりかいて体を冷やそうとしますね。汗をかいた後そのままにしておくと、「寒い！」と感じるほどです。一方、寒いときにはせいぜい鳥肌が立って、体が震える程度。元々備わっている体の機能ではカバーしきれないからこそ、冷えは厄介な存在なのです。無理をする必要はありませんが、エアコンを少し弱める、常温のものを飲むなど、便利な生活習慣を見直すことも、体にやさしい冷えとり生活への第一歩です。

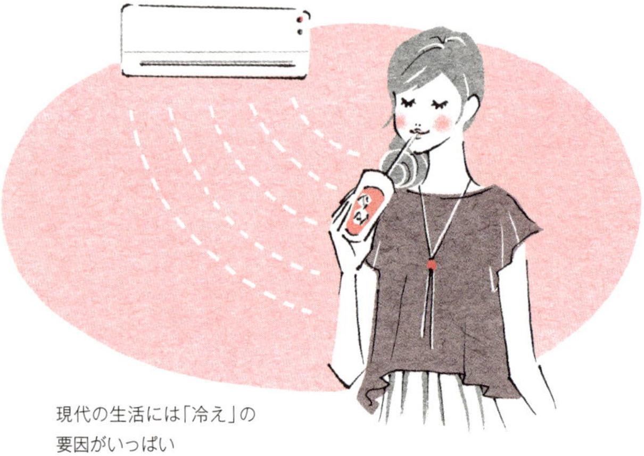

現代の生活には「冷え」の要因がいっぱい

Part
2

冷えとりアイディア
起きてからおでかけ編

朝起きたら
idea 1-3

おでかけ準備
idea 4-11

おでかけ
idea 12-15

idea 1

朝は同じ時間に起きる

代謝ダウンタイプ　血滞りタイプ　水むくみタイプ　ストレスタイプ

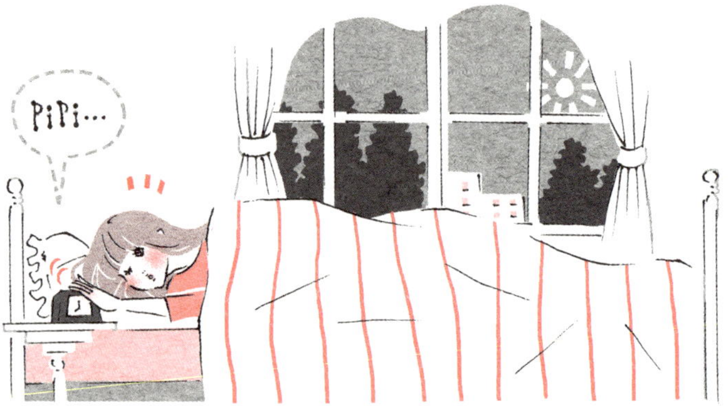

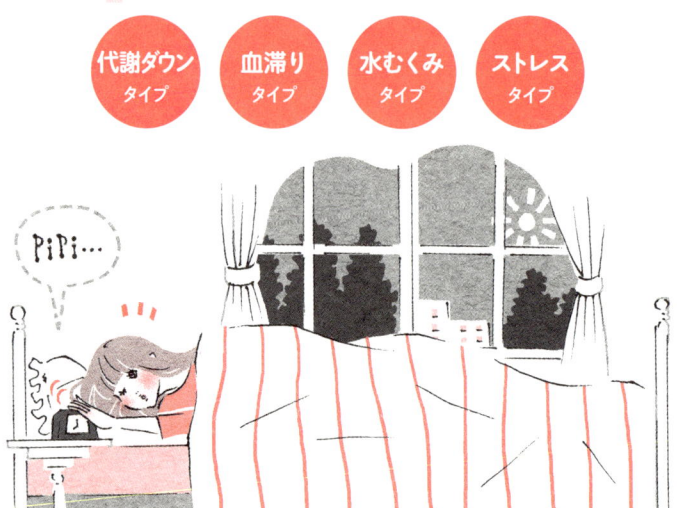

「夜ふかししない」より簡単にできる、新習慣

冷えとりに大切なのは、生活リズムを整えてONとOFFをしっかり切り替えること。目指したいのは「早寝早起き」ですが、仕事やプライベートの予定があったりと、毎日同じ時間に寝るのは難しいもの。そこで、**まずは毎朝同じ時間に起きることをはじめてみましょう。**寝る時間が早くても遅くても、一定の時間に起きることで睡眠パターンができ、生活リズムに体が慣れてきます。次第に同じ時間に目が覚めやすくなるはずです。休日は朝寝坊したくなるものですが、延々と寝てしまうとせっかくの睡眠パターンが崩れることに。寝坊は1～2時間の範囲でとどめ、それでも足りないときは30分程度の昼寝でおきかえましょう。

idea 2

ベッドの中で伸びをする

代謝ダウンタイプ　血滞りタイプ　水むくみタイプ　ストレスタイプ

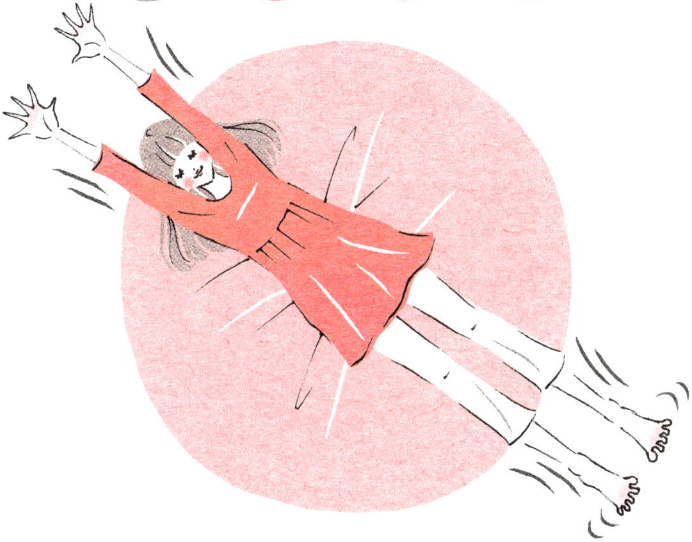

伸び＆深呼吸で、体のすみずみまで血をめぐらせる

息を吸いこみながら指先や足先までをぐーっと伸ばし、伸びきったら脱力して息を吐く。これを10回ほどくり返すと体の末端まで血がめぐって、だんだん体があたたまっていきます。朝一番に血のめぐりをよくすることで1日の冷え具合が変わってきますし、脳に新鮮な酸素が運ばれるので、頭もスッキリするはずです。朝はだるくて体が動かない、頭がボーッとするという人は、ぜひベッドの中で伸びをしてみてください。

idea 3

起きたらまずお湯を1杯

代謝ダウンタイプ　血滞りタイプ　水むくみタイプ　ストレスタイプ

体があたたまり、胃腸が動き出すきっかけに

朝ごはんには体を目覚めさせ、熱サイクルをONにするスイッチの役割があります。できれば欠かさず食べたいものですが、朝は何も食べられないという人も多いのでは。そこでおすすめなのが、〝朝一番のお湯〟。体温を上げるきっかけになり、体が目覚めやすくなります。

お湯を飲むのは朝起きてすぐ。その後、身支度などをしている間に腸が動き、お通じを促せるので便秘解消にもつながります。あたたかい飲み物であれば、お湯以外でもOK。35ページで紹介しているアレンジで気分を変えて楽しんでみても。

あたたかい飲み物を飲み慣れてくると、少しずつ朝ごはんが食べられるようになってきます。冷えとりの朝ごはんには、**エネルギーに変わって熱をつくりやすくしてくれるタンパク質がおすすめ。**卵やソーセージ、ハムを使ったメニューや、納豆などを取り入れるといいでしょう。どうしても食欲が出ない人は、具だくさんのスープや豆腐入りのみそ汁をごはん代わりにしても。

［目覚めの１杯で心身のスイッチON］

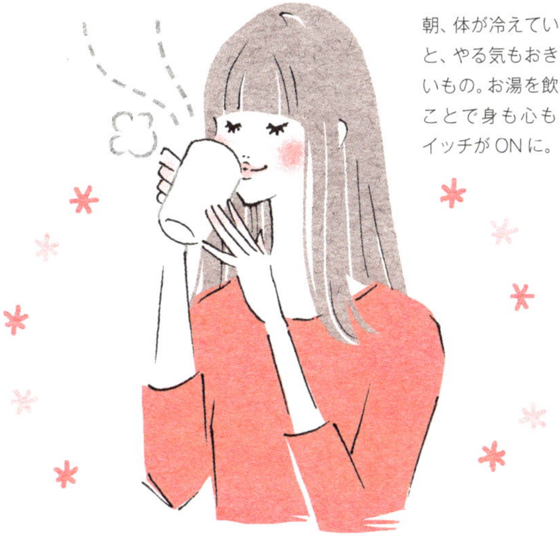

朝、体が冷えていると、やる気もおきないもの。お湯を飲むことで身も心もスイッチがONに。

［気分にあわせたドリンクアレンジ］

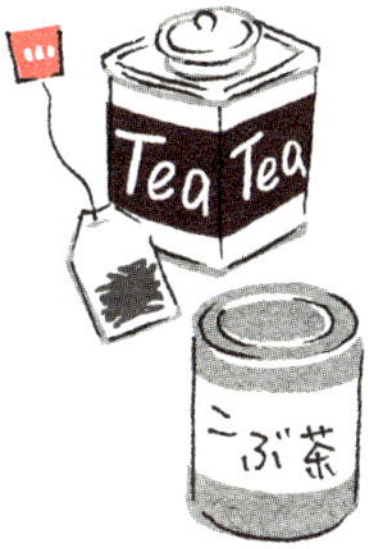

はちみつ＋レモン

お湯に加えたレモンのいい香りでリフレッシュ。レモンの代わりに体をあたためるしょうがを入れても。

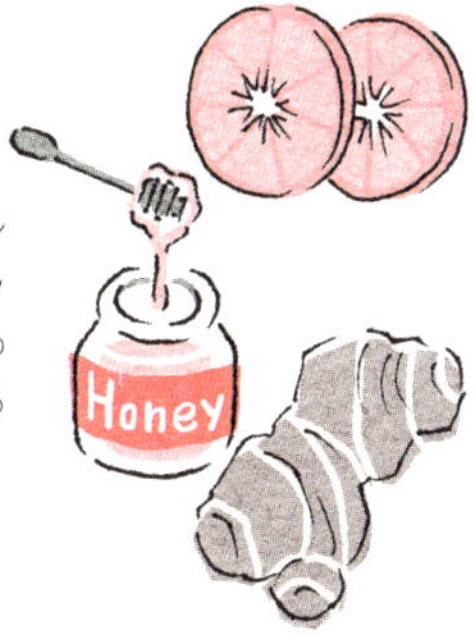

紅茶やこぶ茶

体をあたためるはたらきを持つ紅茶や、ほっと気が休まる味わいのこぶ茶。

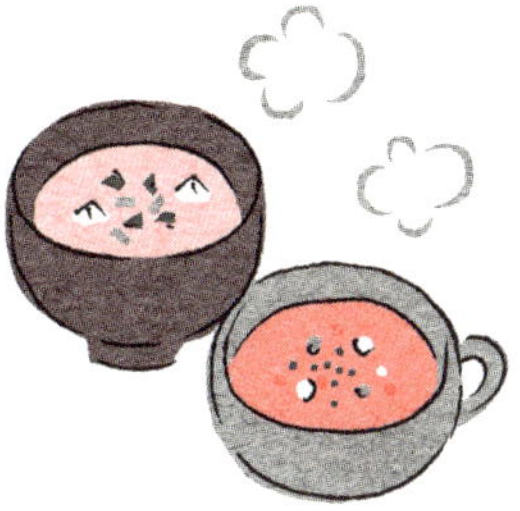

みそ汁やスープ

豆腐や油揚げ、肉類などタンパク質の具を入れるとより効果的。

idea 4

スキンケアでマッサージ＆ツボ押し

代謝ダウンタイプ　血滞りタイプ　水むくみタイプ　ストレスタイプ

ツボを優しく押すだけで、血行がUP

首や肩は血行が滞りやすく、こりも気になる部位ですが、その近くにある〝顔〟も血行が滞りやすい部位。朝に顔のむくみが気になるのは、それだけ血やリンパの流れが滞っているからです。**朝のスキンケアとあわせてゆっくりとツボ押しすれば、顔色がよくなってむくみや目の下のクマもスッキリ！ 同時に、冷えやこりの予防にもつながります。**

まずは、ツボがまんべんなく押せるように髪をしっかりと留めます。ワキの下にある腋窩《えきか》リンパ節をつかむようにしてもみほぐし、老廃物の出口をつくります。あとは、スキンケアしながら顔のツボを押していくだけです。

難しいときは…

夜のスキンケアで行うか市販のローラーで時間短縮！

朝はマッサージをしている時間すらない！ という人は、夜、お風呂に入った後のスキンケア時に行っても。香りのよいクリームやオイルを使えば、気分もリフレッシュ。また、顔のツボ押しには市販のローラーを使うのもいいでしょう。ツボがある辺りをコロコロ転がすだけでOK。

［血めぐりUP＆顔スッキリの2STEP］

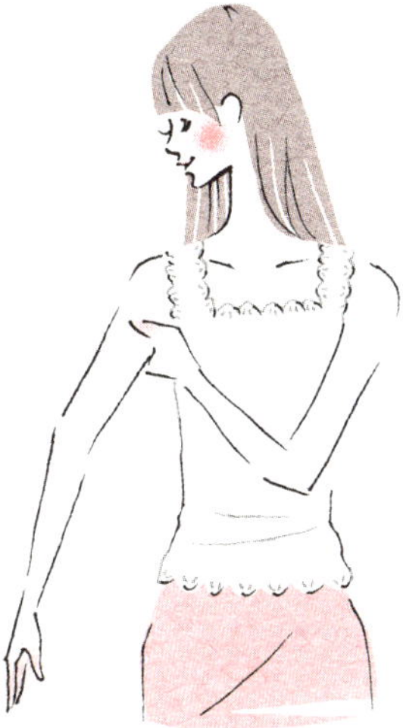

STEP 1 老廃物の出口をつくる

ワキの下に手を入れ、つかむようにしてもみほぐします。さらに、鎖骨のくぼみのまわりも軽く押しましょう。

STEP 2 好きな順番で顔のツボを押す

親指の腹で顔のツボをゆっくりと押します。「気持ちいい」と感じるくらいがちょうどいい強さです。

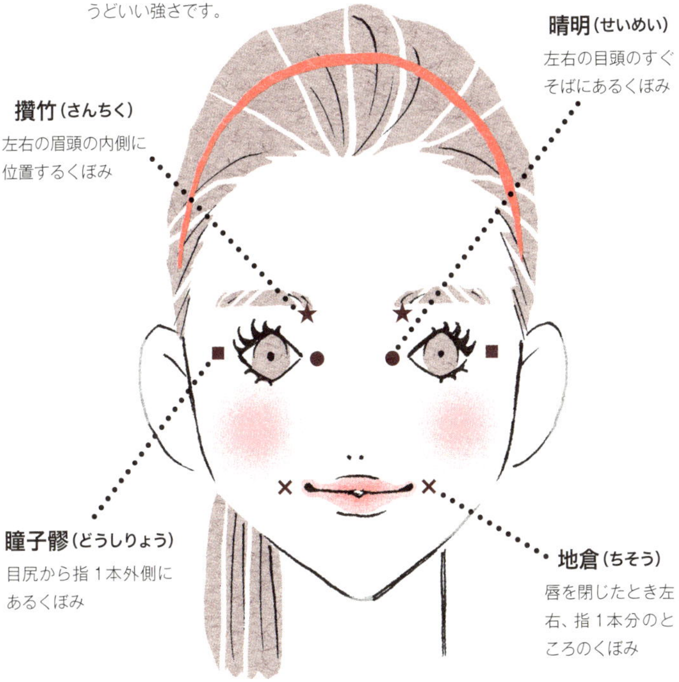
晴明（せいめい）
左右の目頭のすぐそばにあるくぼみ
攢竹（さんちく）
左右の眉頭の内側に位置するくぼみ
瞳子髎（どうしりょう）
目尻から指１本外側にあるくぼみ
地倉（ちそう）
唇を閉じたとき左右、指１本分のところのくぼみ

idea 5

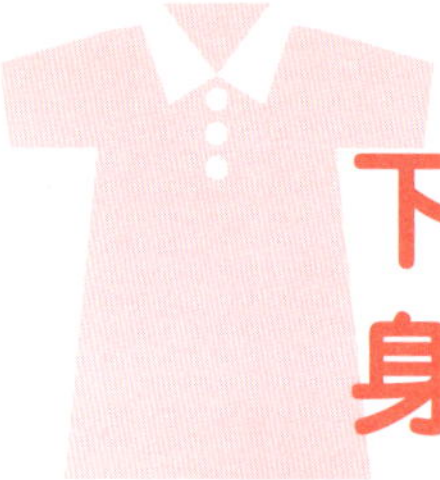

下着を１枚身につける

代謝ダウンタイプ　血滞りタイプ　水むくみタイプ　ストレスタイプ

天然素材の下着を身につけ、汗による冷えを防止

タイトな洋服を着るときなど、ダブついて見えないようにとブラジャーの上にすぐ洋服を着ていませんか？ 夏はもちろん、それ以外の季節でも意外に汗はかいているもの。**汗が冷えると体が冷える原因になりますから、下着は身につける**ようにしましょう。

肌触りがよく吸湿性の高い素材を選べば、汗のべたつきも防げ、着心地も快適です。**シルク（絹）、綿、麻などの天然素材でできたものがおすすめ。**ショーツ、靴下、レギンスなど、肌に直接触れるものはどれも、できれば天然素材を選ぶといいでしょう。

また、最近注目を浴びている新素材も便利です。余分な汗をすばやく吸収・蒸発させるものや、保温効果が高いものなど、季節や場面で使い分けるのもおすすめです。

［いろんな素材を用途や季節で使い分け］

綿

**たっぷり汗を吸い取る
親しみのある素材**

吸水性と保湿性は高いのですが、吸い取った汗が乾きにくい点に注意。そのままにすると冷えるので、たっぷり汗をかいたときには着替えて。

麻

肌にはりつかず、通気性がいいので夏にぴったり

麻にも色々種類がありますが、直接身につけるなら、優しい肌触りのリネンがおすすめ。吸水や放湿が早く、通気性もいい素材です。

シルク

**通気性と保温性がいい
優秀な冷えとり素材**

シルク（絹）は触り心地がいいだけでなく、保温性が高いのが特長。吸水性と放湿性も高いので、汗をかいても冷えにくいです。

ウール

**湿気を持つと放熱するので
汗で冷えにくい**

ウール（羊毛）は、あたたかな空気をふんわりと含むため、保温性が高い素材。吸水性が高く、湿気を含むと熱を放つ点も特長です。

新素材

**夏は速乾性のある
ドライタイプが便利**

スポーツ用などに開発された新素材は冷えとりにも効果的。汗を素早く吸収し、速乾性が高いものを選ぶといいでしょう。

**冬は保温性が高い
ヒートタイプを**

体温をキープしたり、発熱しながら汗を吸収し、放湿もしてくれるヒートタイプの素材。冬の冷えとりに活用しましょう。

idea 6

長めのインナーでおなかをガード

代謝ダウンタイプ　血滞りタイプ　水むくみタイプ　ストレスタイプ

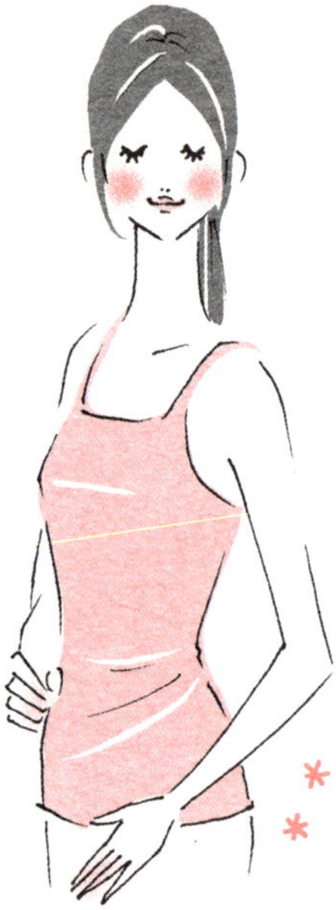

おなかをカバーすることで手足まであたたかく

おなかは重要なあたためスポット。長めの下着でしっかりとガードしましょう。重要な内臓のあるおなかまわりが冷えると、体が生命の危機だと判断。全身の熱を中心部に集めるので、手や足の先が冷えるのです。ただ、考えかたを変えれば、**おなかをあたためておけば足や手先の冷えも感じにくい**ということ。露出をしたいときでも、おなかだけは冷やさないように気をつけて。

おすすめアイテム

薄手の「腹巻き」も活用して！

冷えとりの定番アイテム、腹巻き。最近ではおしゃれでかわいいものがたくさん出ていますので、活用してみて。シルク（絹）製なら薄いので洋服にもひびきにくく、あたたかさをキープできます。

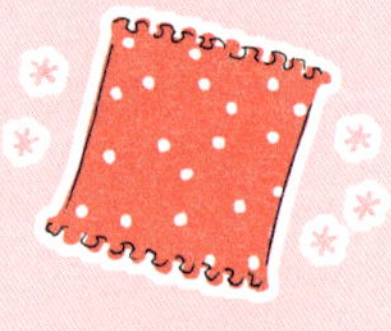

idea 7

上半身は脱ぎ着しやすく

代謝ダウンタイプ　血滞りタイプ　水むくみタイプ　ストレスタイプ

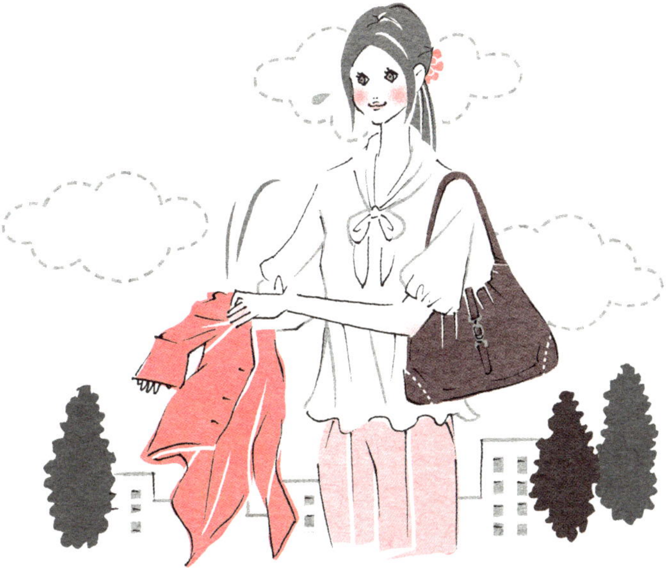

暑さを感じたら１枚脱いで、こまめに体温を調節

汗は体を冷やすため、着替えができない外出中はできるだけ汗をかかないようにしたいもの。上半身は下半身よりも汗をかきやすいので、脱ぎ着しやすくしておくとかなり予防できます。**「下半身はあたたかく。上半身は温度差に対応できる状態をキープ」が基本ルール。**寒い時期も厚手のセーター１枚などで防寒するより、重ね着で対応するように心がけましょう。

idea 8

スカートでも レギンスはマスト

代謝ダウンタイプ　血滞りタイプ　水むくみタイプ　ストレスタイプ

レギンスが汗を吸収し、体温も閉じこめてくれる

生足でスカートをはくと、足が冷気にさらされるだけでなく、**行き場のない汗が冷えて下半身が冷える原因に。**季節を問わず、できるだけレギンスをはくようにしましょう。寒い時期には、汗を吸うだけでなく肌に密着して体温を閉じこめてくれます。できるだけしめつけ感の少ないものがよく、39ページで紹介したような天然素材のものを身につけられるとベストです。

また、下半身は冷えやすい部位なので、自宅にいるときや休日などはゆったりしたパンツの下にレギンスを重ねばきするのも効果的。さまざまな色や素材のものが市販されていますから、いくつか持っておくと、ファッションや気分にあわせて使い分けられて便利です。

難しいときは…

オフィスにいる間だけでも ひざかけなどであたためる

制服でストッキングをはかなければいけないなど、レギンスをはくのが難しい場合は、オフィスで座っている間だけでもレッグウォーマーやひざかけで冷気をブロック。また、足が冷えた日は帰宅後にお風呂でじっくりあたため、その日のうちに冷えをリセットするといいでしょう。

［ONとOFFでレギンスを使い分けて］

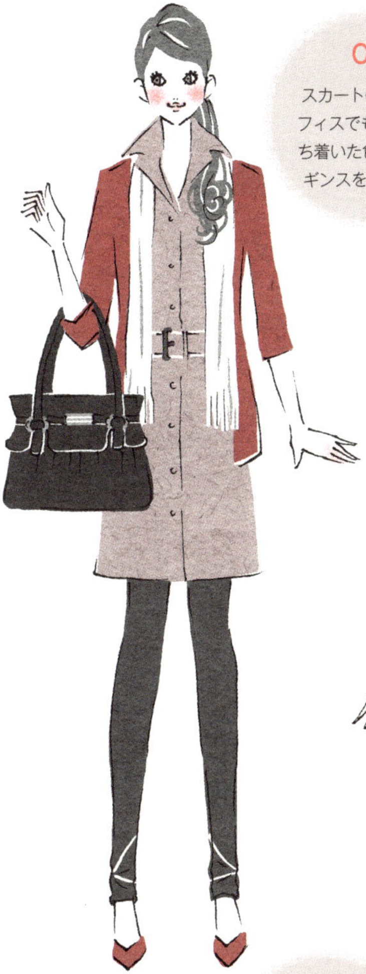

ON

スカートの下に、オフィスでもOKの落ち着いた色合いのレギンスをセレクト。

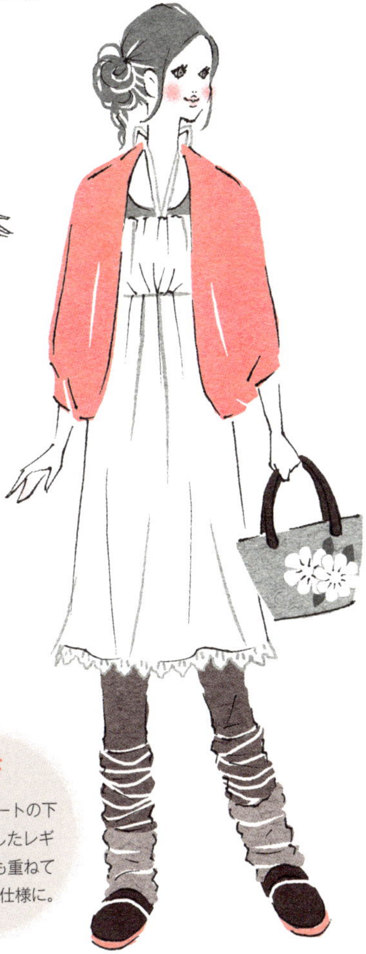

OFF

ふんわりスカートの下に、ゆったりしたレギンスを。靴下も重ねて本格冷えとり仕様に。

idea 9

ゆったりした軽い素材の服を選ぶ

代謝ダウンタイプ　血滞りタイプ　水むくみタイプ　ストレスタイプ

しめつけない服選びで、冷え予防を

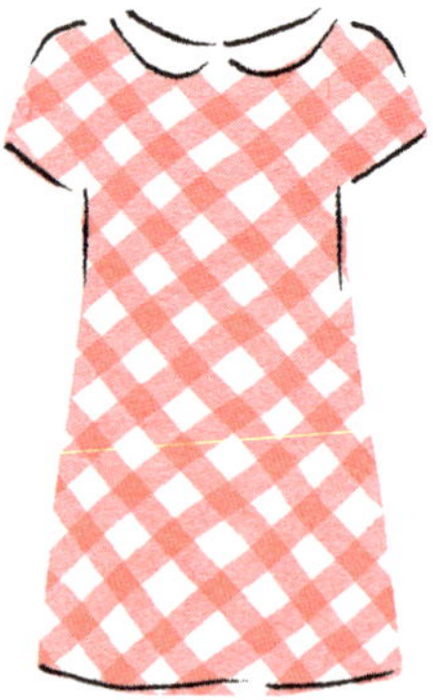

ウエストがきついスカートや、タイトなデザインの洋服、ガードルやストッキングなどの体をしめつける衣類は、**血管を圧迫するため血のめぐりを悪くし、冷えの原因に。**とくにおなかまわりの血めぐりが悪くなると、膀胱炎や生理痛の原因にも。服を選べるなら、ゆったりとしたものを身につけて。

さらに重いバッグを持ったり重いアクセサリーを身につけたりすると肩こりなどの原因に。荷物は分散させて持ったり、軽めのアクセサリーを選んだりといったひと工夫を。

難しいときは…

帰宅したらすぐにゆったりした服に着替えて

制服など、どうしてもタイトな洋服を着なければいけない場合には、帰宅後すぐにしめつけない服に着替えて。長めにお風呂に入ったり、ストレッチをすることで体をほぐすとよりいいでしょう。

idea 10

靴下やフットカバーをはく習慣を

代謝ダウンタイプ　血滞りタイプ　水むくみタイプ　ストレスタイプ

靴の中がむれない工夫で、足の冷えを防ぐ

パンプスを素足ではいていませんか？ 足は汗腺が多く、常に汗をかいている部位。靴の中がむれやすいのはそのためです。**汗をそのままにすると、水分が冷えることで足の温度を奪います**から、靴下やフットカバーをはくように気をつけましょう。

また、1日はいた靴は湿気を含んでいるので、同じ靴を毎日続けてはくことは避けて。風通しのいい場所におくか、乾燥剤を入れて乾かすとなおいいでしょう。

おすすめアイテム

汗を吸収しやすくむれにくい「5本指靴下」

靴下は5本指靴下がおすすめ。指の間の汗まで吸収してくれるので、むれにくくなります。薄手のフットカバータイプやストッキング、タイツなども市販されていますので、活用してみて。

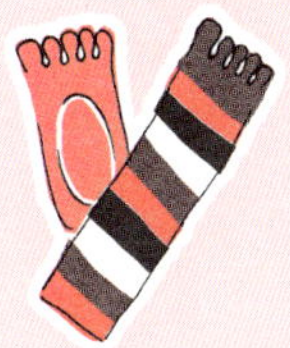

idea 11

しめつけない 靴をセレクト

代謝ダウン タイプ　血滞り タイプ　水むくみ タイプ　ストレス タイプ

長時間はいても疲れない靴を選びましょう

足先が細い靴や、幅が狭い靴、ヒールの高すぎる靴をはくと、**足が圧迫されて血行が悪くなり、冷えの原因になります。**

１日を終えて帰宅したときに、足が痛くてぱんぱんにむくんでいるようなら、冷えやすい靴をはいているのかもしれません。足をしめつけたり、ゆるすぎたりせず、長時間はいていても疲れないフィット感のあるものがおすすめです。

また、ブーツを選ぶときには、しめつけないように、足首を固定せず、足先やふくらはぎにゆとりのあるものがいいでしょう。

こんな工夫もできます

靴下の重ねばきをするときは 大きめサイズを選んで

冷えとり用のアイテムとして、数枚重ねてはくタイプの靴下が市販されています。重ねることで足がしめつけられては逆効果になることがあるので、重ねてはくものは普段の靴下より大きめのものを選んで。

[冷えない靴選びのポイント]

パンプスの場合

サイズ
つま先が動かせる程度の、足をしめつけない大きさ。

形
足先が丸くてゆとりがあり、できるだけ足の甲を包む形。

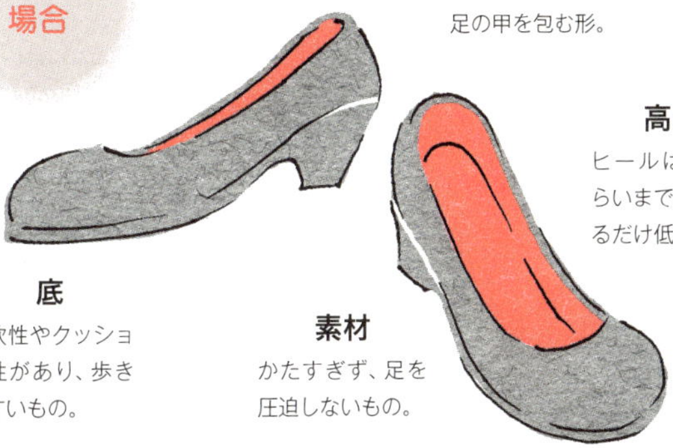

高さ
ヒールは3㎝くらいまでの、できるだけ低いもの。

底
柔軟性やクッション性があり、歩きやすいもの。

素材
かたすぎず、足を圧迫しないもの。

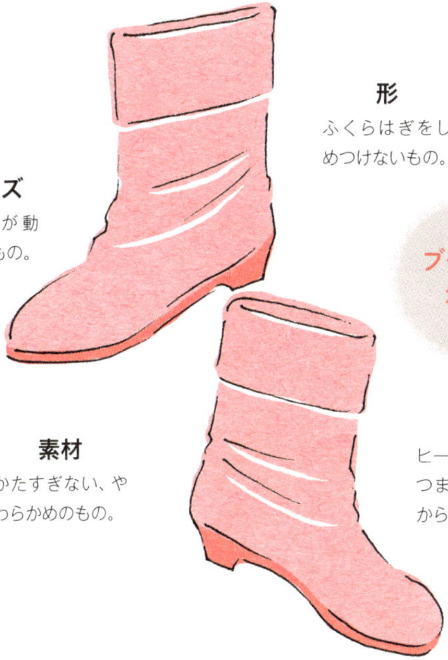

形
ふくらはぎをしめつけないもの。

サイズ
つま先が動かせるもの。

ブーツの場合

素材
かたすぎない、やわらかめのもの。

高さ
ヒールが高すぎず、つま先に負担がかからないもの。

idea 12

通勤中にウォーキング

代謝ダウンタイプ　血滞りタイプ　水むくみタイプ　ストレスタイプ

移動中に運動の機会をみつけて、代謝アップ

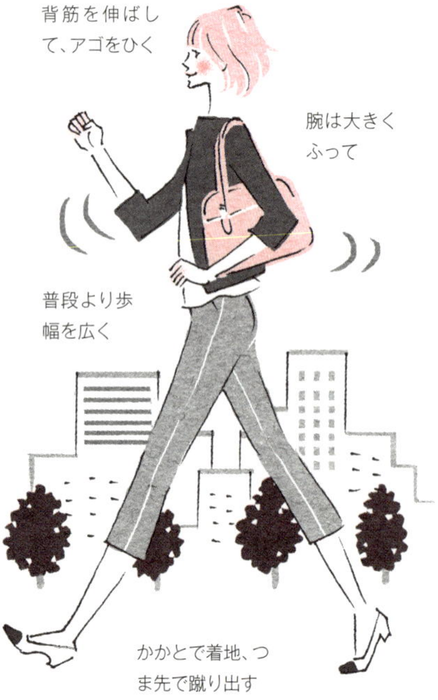
背筋を伸ばして、アゴをひく
腕は大きくふって
普段より歩幅を広く
かかとで着地、つま先で蹴り出す

運動は血のめぐりや新陳代謝をよくし、体温を上げるので冷えとりには効果的。とはいえ、忙しい毎日ではなかなか運動できない人も多いでしょう。そんなときは、移動中に運動のチャンスを見つけてみて。**「駅で階段を使う」「1駅分歩く」「遠回りして買い物する」など、少しずつでも挑戦**してみましょう。

その際、フォームを意識して歩くとより効果的。姿勢をよくし、大きく動くようにするといいでしょう。

休みの日でも、少し遠いスーパーに行ってみる、日用品を買いだめしないでこまめに外出するなど、小さい工夫からはじめて。

idea 13

カバンのなかに ハンドタオルを１枚

代謝ダウン タイプ　血滞り タイプ　水むくみ タイプ　ストレス タイプ

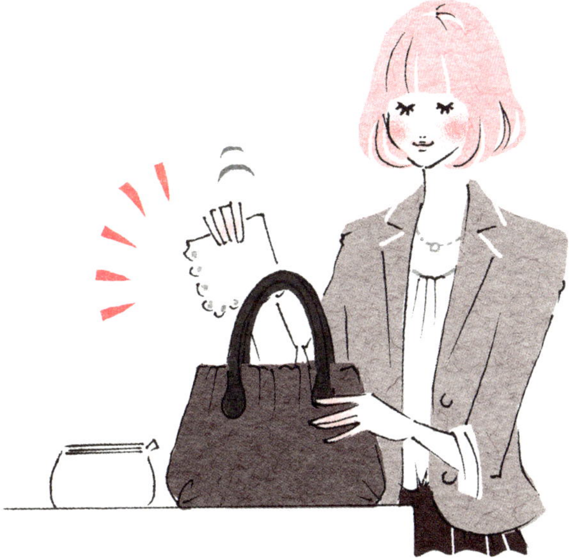

冷えの元凶、汗をこまめにふきとりましょう

汗をかきっぱなしにしていると、体から熱が奪われます。例えば夏、汗をかいた後、冷房にあたると急激に体が冷えるのを感じますね。

タオルやハンカチは常に持ち歩き、汗をかいたらすぐふくように気をつけましょう。少なくとも、**冷える場所に行く前には、「汗をかいていないかどうか」に気をつけて**みてください。吸湿性の高さでは、薄手のハンカチよりも厚みのあるハンドタオルがおすすめです。

idea 14

ストールは冷え予防の必須アイテム

代謝ダウンタイプ　血滞りタイプ　水むくみタイプ　ストレスタイプ

いつでもどこでも、冷気をシャットアウト

移動中やオフィスの冷え対策に欠かせないのが、ストール。衣服を着こめないときでも、さっとはおるだけで冷気からガードしてくれます。

ストールを巻くときには、あたためポイントをおさえるとより効果的！ **上半身が冷えるときは、首・肩から二の腕。下半身が冷えるときは腰まわり・太ももに巻きましょう。**太い血管や大きな筋肉がある部分なので、効率よく体をあたためながら、自分の体温も閉じこめることができます。カバンの中には持ち歩きやすい薄手のものを入れておき、オフィスには厚手の「置きストール」を準備してもいいでしょう。

こんな工夫もできます

夏は綿、冬ならウールやカシミヤのストールを

夏の外出先で冬物のストールを使うのはちょっと抵抗があるもの。夏には通気性がよく洗濯もしやすい綿や麻、冬はよりあたため効果の高いアンゴラやカシミヤ、ウールなど季節で使い分けると、ファッションにも支障なく冷えとりできます。シルクやパシュミナ（カシミヤの繊維を紡いだもの）など、薄手で季節を選ばずに使えるものもあります。

［じょうずなストールづかいのテクニック］

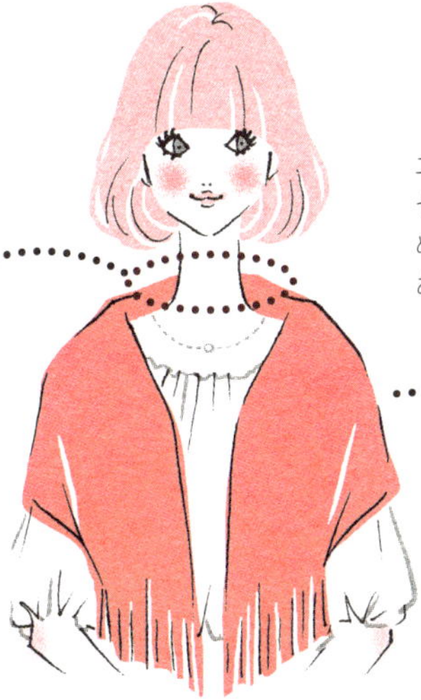

肩＋二の腕にかける

二の腕は冷えを感じとるセンサーの役目をするため、はおるだけでぐっとあたたかく感じるはず。

首に巻く

太い血管が通っている首は、外せないポイント。冷えを感じたらまず巻いてみて。

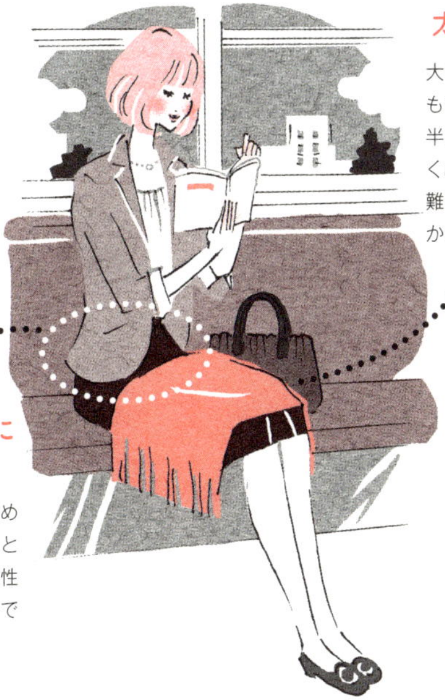

太ももを包む

大きな筋肉がある太ももを包むことで、下半身の冷えを効率よくあたためられます。難しいときは上からかけるだけでも。

腰＋おなかに巻く

体の中心をあたためるのもポイント。とくに腰まわりは女性が冷えやすい部分でもあります。

idea 15

思いがけない寒さはカイロで対処

代謝ダウン タイプ　血滞り タイプ　水むくみ タイプ　ストレス タイプ

あたためスポットに貼って、いつでも手軽にあたため

外出先が思いがけず寒かったときや、ストールをはおってもまだ寒いときなど、いろいろな場面で役立つのが貼るタイプの使い捨てカイロ。ファッションにひびきにくいのも、うれしいポイントです。

ミニサイズの貼るカイロを３枚ほど貼るだけで、かなり体があたたまりますから、常にカバンに入れておきましょう。また、カイロを貼るときには、あたためスポットをおさえると効率よくあたためられます。**手や指先が冷える人は、肩甲骨《けんこうこつ》の間に。おなかや下半身が冷える人は腰やおなかに貼ると効果的です。**

生理痛や腰痛が辛いときにも、カイロを貼るといいでしょう。

おすすめアイテム

くり返し使えるタイプや充電式、レンジであたためるタイプも登場

これまでは「カイロ＝使い捨て」のイメージがありましたが、最近ではくり返し使えるタイプや充電式、レンジで加熱してあたためるものなどカイロのバリエーションが豊富に。見た目や使いやすさで選んでみてもいいでしょう。

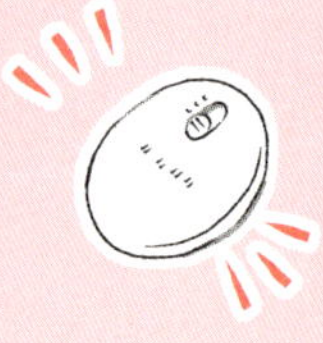

［３つのスポットに貼れば、全身ぽかぽかに］

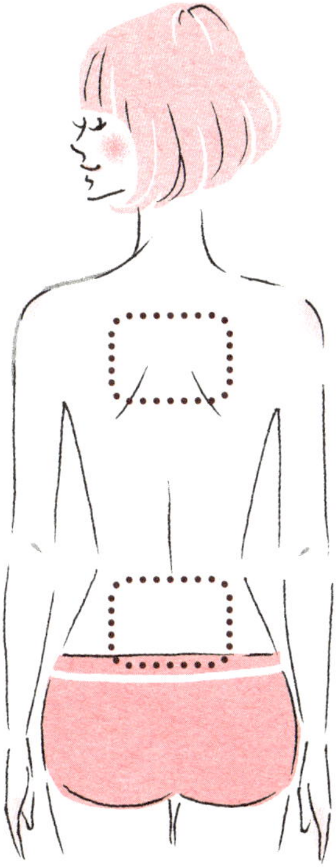

POINT 1

肩甲骨の間

左右の肩甲骨の間に貼ります。首や肩のこりが辛いとき、手先の冷えが辛いときに。

POINT 2

腰

逆三角形の骨（仙骨）の上をカバーするように貼ります。体幹から下半身をあたためたいときや、腰痛が辛いときに。

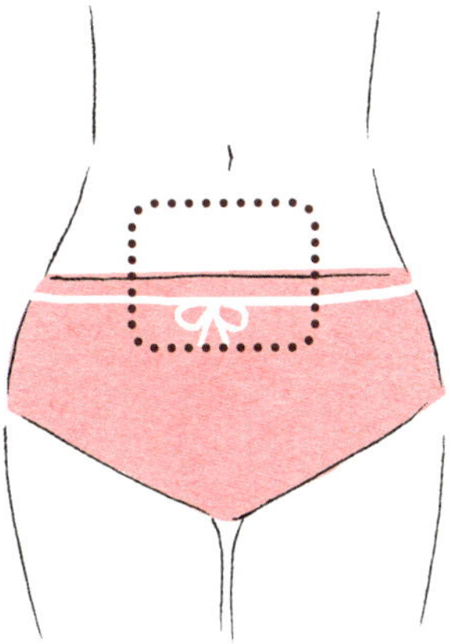

POINT 3

下腹部

下腹部にある臓器の血のめぐりがアップ。下半身もあたたまります。生理痛が辛いときにも。

column

熱を「つくる」「運ぶ」のサイクルが大切

私たちの体の熱は食べ物からつくられ、血液によって全身に運ばれます。口から入った食物は、胃腸で消化・吸収された後、肝臓に運ばれて分解・合成される過程で熱がつくられ、さらに運動によって筋肉でも熱がつくられます。それらの熱が、血流によって全身に分配されるのです。このサイクルが崩れると「冷え」が生じます。冷えている人は、ダイエットや忙しさで食事を抜いたり、胃腸の消化能力が低かったりと、熱の原料不足になっていることがしばしば。さらに運動不足で熱が生み出されず、血行が悪いので全身に熱が届かないのです。このサイクルは、どこでつまづいても熱がうまく体中に届きませんが、日ごろの心がけで改善されるもの。本書の冷えとりアイディアで、健康な熱サイクルを目指しましょう。

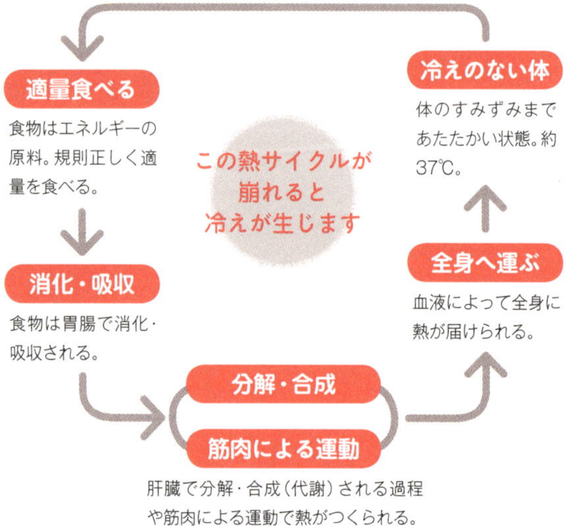
適量食べる
食物はエネルギーの原料。規則正しく適量を食べる。
消化・吸収
食物は胃腸で消化・吸収される。
分解・合成
筋肉による運動
肝臓で分解・合成（代謝）される過程や筋肉による運動で熱がつくられる。
全身へ運ぶ
血液によって全身に熱が届けられる。
冷えのない体
体のすみずみまであたたかい状態。約37℃。
この熱サイクルが崩れると冷えが生じます

Part 3

冷えとりアイディア
おでかけ・オフィス編

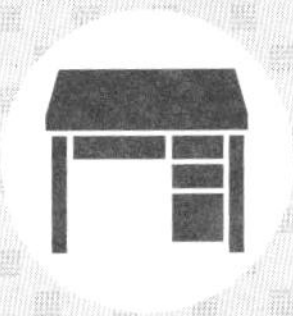

オフィスで
idea 16-20

おでかけ先で
idea 21-24

外食するなら
idea 25-29

idea 16

オフィスではサンダルにはき替える

代謝ダウンタイプ　血滞りタイプ　水むくみタイプ　ストレスタイプ

足元をゆるめて、冷え＆むくみを予防

通勤時にはヒールのある靴をはいていても、**オフィスについたらゆったりとしたサンダルにはき替えましょう。**先の細い靴で足をしめつけたり、ヒールによる体重の重みで足を圧迫していると、血行が悪くなって下半身の冷えを引き起こします。同時に、水のめぐりも悪くなるのでむくみの原因にも。

本来、心臓から送り出された血液は足をめぐって、また心臓に戻るものですが、足元は重力が影響して血が戻りにくい部位。押し戻すポンプの役割を持つふくらはぎをあたためて動かし、血行を促進することも大切です。**足を出している場合には、レッグウォーマーがあると、服装を選ばずあたためられて便利です。**

おすすめアイテム

足裏を刺激して血行を促す「健康サンダル」

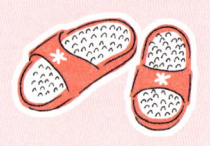

室内ばきとしておすすめなのが、健康サンダル。足裏のツボをまんべんなく刺激して血のめぐりをアップさせてくれるので、冷えとむくみの両方を予防できます。

［サンダルとレッグウォーマーをワンセットに］

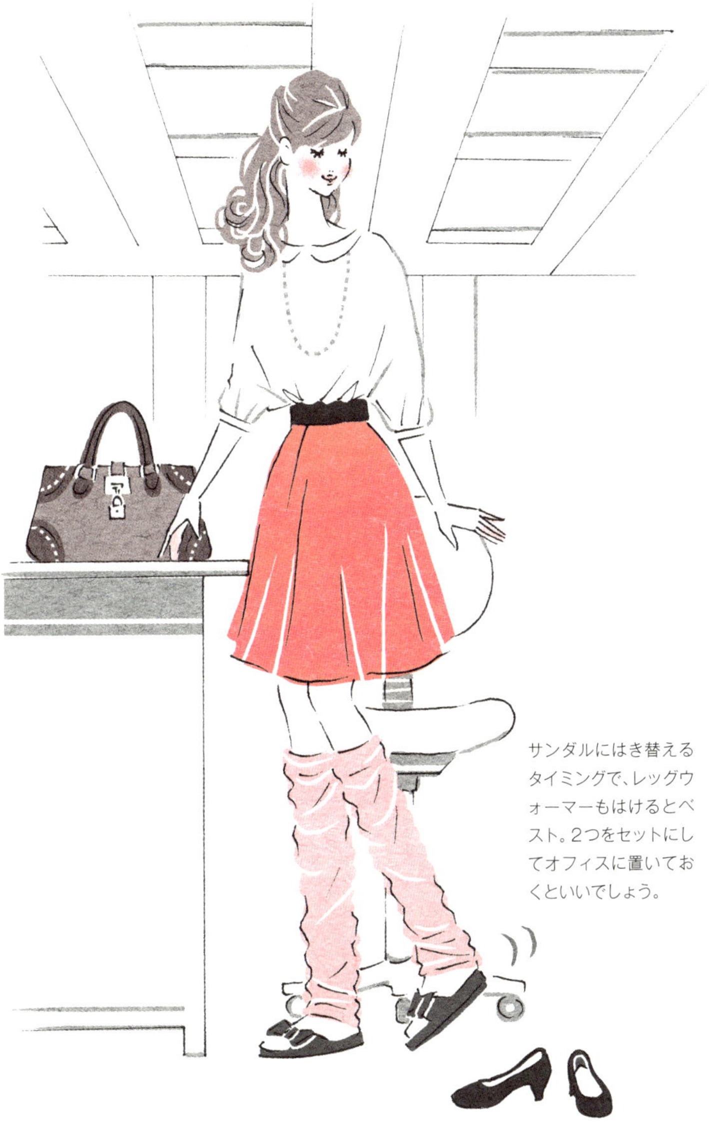

サンダルにはき替える
タイミングで、レッグウ
ォーマーもはけるとベ
スト。2つをセットにし
てオフィスに置いてお
くといいでしょう。

idea 17

便利なグッズで手軽にあったか

代謝ダウンタイプ　血滞りタイプ　水むくみタイプ　ストレスタイプ

小さな発熱グッズをオフィスに常備

一年を通して冷えやすいオフィスでは、ひざかけやレッグウォーマーなど保温アイテムだけでは寒さをしのげないときも。

そんなときに便利なのが、発熱するタイプの小さなあたためグッズ。**ミニ湯たんぽや、パソコンから電力をとって発熱するブランケットなど、さまざまなタイプが市販されています。**見た目がかわいいものやおしゃれな商品も出ていますから、好みのものを選べば、仕事中の気分も上がりそう。

ほっこりあたたかいものに触れると気分も落ちつくので、**休憩時間などリラックスしたいときに使ってみるものいいでしょう。**

こんな工夫もできます

市販のホットドリンクを使って即席の湯たんぽに

保温アイテムが準備できないときや、カイロがあたたまるのすら待てないときには、市販のホットドリンクを湯たんぽがわりにすると便利。缶やペットボトルのホットドリンクを太ももの上に置き、ひざかけやストールで下半身を包めば、スピーディーにあたためられます。仕事中だけでなく、プライベートの外出時にも使えるテクニックです。

［オフィスで便利なあたためグッズ］

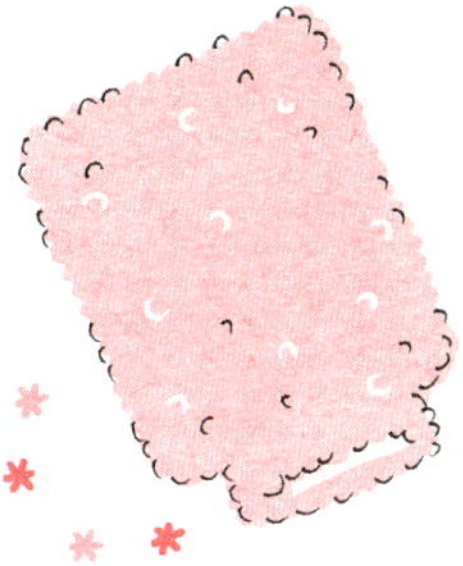

ミニ湯たんぽ

太ももにのせやすい小さなサイズや、さまざまな素材のカバーが市販されています。

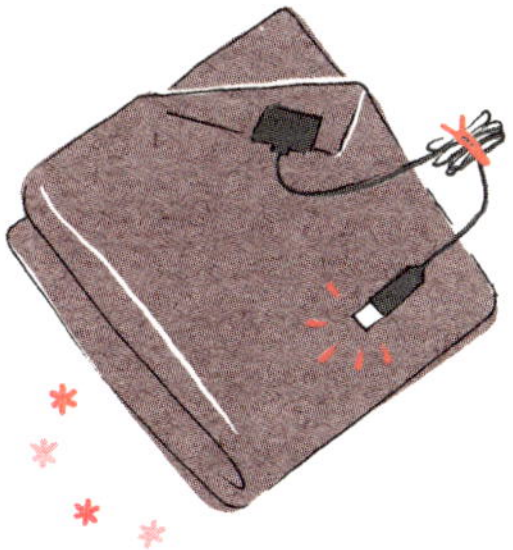

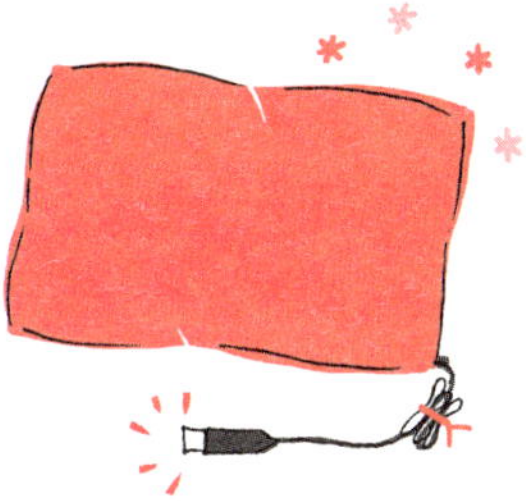

USB ブランケット

USB クッション

パソコンのUSBポートにさすと発熱するグッズ。ひざかけやクッションタイプなどがあります。

電子レンジ式ホットパック

電子レンジで数分あたためて使う、ホットパック。手先が冷える人はキーボードの手前に置いて手や手首をあたためても。

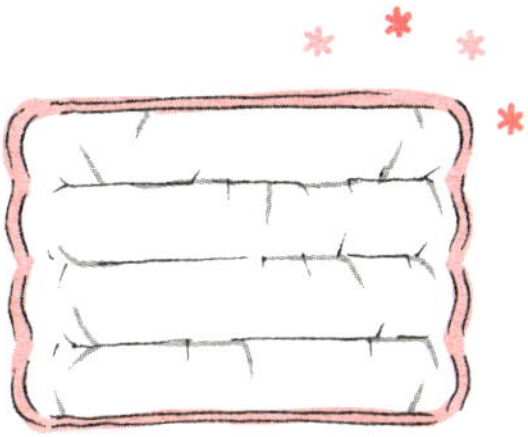

idea 18

ちょこまか動きを習慣に

代謝ダウンタイプ　血滞りタイプ　水むくみタイプ　ストレスタイプ

- エレベーターはやめて、階段を使う
- ファックスを取りにいく
- 毎日、掃除や片づけの時間をつくる
- ランチは外に出る
- こまめにお茶をいれる
- 積極的におつかいに出る

「ちょこまか動き」の積み重ねで、代謝をアップ

体の熱は運動して筋肉を動かすことで生み出されます。1時間ランニングするなどきっちりとした運動時間を確保できなくても、日ごろの心がけ次第で1日の運動量は変わってきます。

また、ずっと同じ姿勢でパソコンに向かっていると、冷えだけでなく首、肩、腰がこりかたまりやすくなりますから、少しでも動くことで血流をよくしましょう。

上にまとめた行動をはじめとして、**「オフィスではこまめに動く」ことを習慣づけましょう。**最初はおっくうかもしれませんが、慣れてしまえば自然とできるようになるはず。

idea 19

ちょっとの外出にカーディガンを

代謝ダウンタイプ　血滞りタイプ　水むくみタイプ　ストレスタイプ

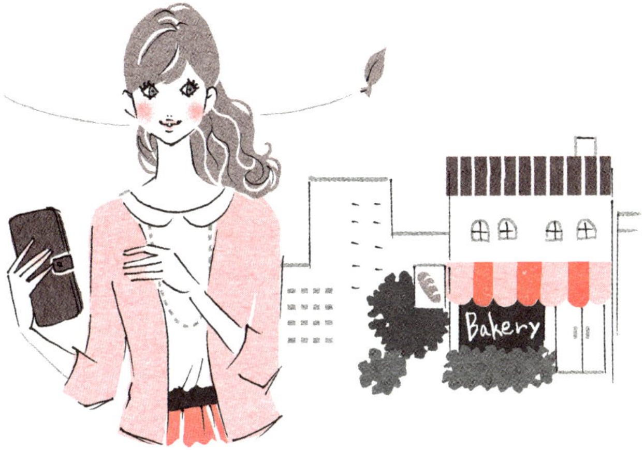

ランチやおつかい時に、さっとはおるだけ

少し外に出るだけだからコートは着なくても大丈夫、と油断して体が冷えた経験はありませんか？ **一度冷えてしまった体をリセットするには、全力で運動をしたり、あたたかなお風呂にじっくりつかったりしなければならない**ため、けっこう大ごと。それゆえ、一度体が冷えると１日中寒さが続いてしまうのです。

そう考えると、少しの外出でも油断は禁物！ カーディガンなどのはおりものをオフィスに置いて、いつでも着られるようにすると便利です。また、ジャケットを着ているときはカーディガンに着替えるだけで肩がゆったりし、血がめぐりやすくなります。

idea 20

トイレ休憩はストレッチのチャンス

代謝ダウンタイプ　血滞りタイプ　水むくみタイプ　ストレスタイプ

席を立ったついでに、筋肉のこりをほぐす

仕事中は、パソコンをじっと見つめていたり、立ちっぱなしだったりと、無意識のうちに同じ姿勢のまま長時間すごしています。慣れてしまっていることかもしれませんが、毎日続けていると、次第に筋肉が緊張して血行が悪くなり、冷えやこりの原因になります。めぐりが悪くなることで体内の老廃物がうまく排出されず、さらに冷えが悪化するという悪循環にも。

そこでおすすめなのが、**トイレに立ったタイミングを「ストレッチタイム」にする新習慣。**ちょっと立ったついでに、仕事中にこりかたまってしまった筋肉をよくほぐしてあげましょう。**パソコンに向かっているとかたまりやすい肩、座っているとむくんだり血のめぐりが悪くなったりしやすいふくらはぎ、太ももを意識的に伸ばす**ようにしましょう。冷えとりだけでなく気分転換にもなるので、ストレス解消にもつながります。

［かたまりがちな肩と足をストレッチ］

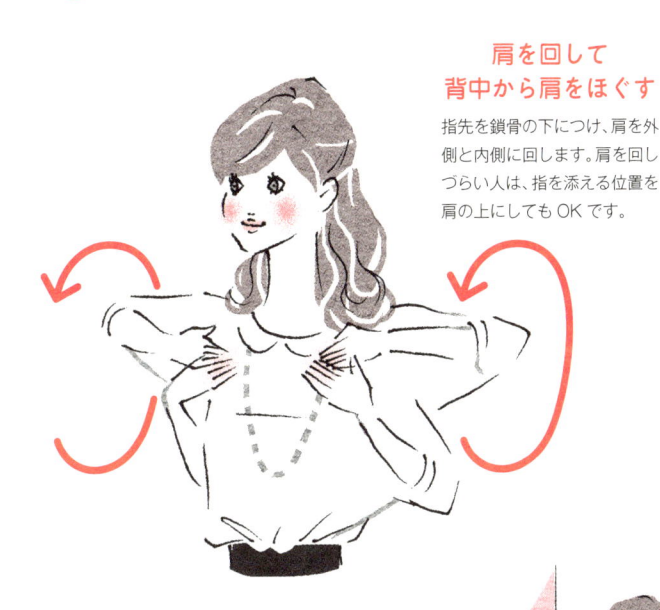

肩を回して 背中から肩をほぐす

指先を鎖骨の下につけ、肩を外側と内側に回します。肩を回しづらい人は、指を添える位置を肩の上にしてもOKです。

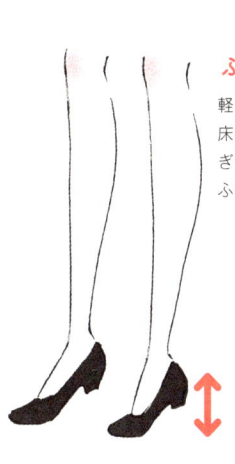

つま先立ちで ふくらはぎを伸ばす

軽く足を開いて立ち、かかとを床から上げ下げしてふくらはぎを伸ばします。むくみやすいふくらはぎもスッキリ。

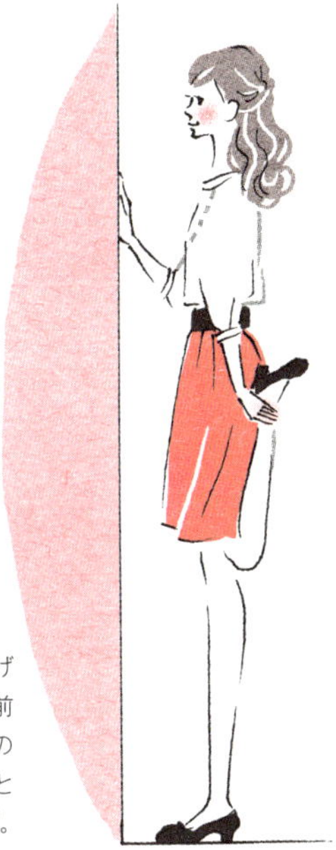

太ももの前側を 伸ばす

壁に手を置き、ひざを曲げて足首を持ち、太ももの前側を伸ばします。太ももの大きな筋肉を伸ばすことで、下半身の血流がアップ。

idea 21

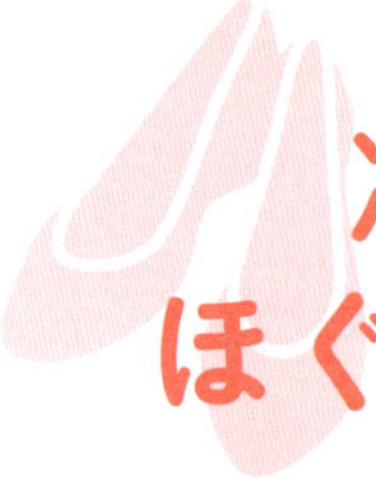

冷えた手を ほぐしてポカポカ

代謝ダウンタイプ　血滞りタイプ　水むくみタイプ　ストレスタイプ

冷えやすい指先と手首を動かし、血流を促す

体の末端にある手は、血行が悪くなって冷えやすい部位。それゆえ、気づいたら手がびっくりするほど冷たくなっていた…ということも。とくに冬は、指がかじかんで動かしづらいこともあります。そんなときは、**指先から手のひらまでをもみほぐすと、血流がアップして冷えが緩和されます。**さらに手の甲を伸ばしたり、手首を回したりすることで、手から腕全体の血流もアップ。

オフィスだけでなく外出先や移動中でもできる方法ですから、手の冷えが気になったときにこまめに行うといいでしょう。

こんな工夫もできます

ハンドクリームとマッサージをワンセットに

とくに冬場は手の乾燥が気になって、こまめにハンドクリームを塗ること、ありませんか？ そんな習慣がある人は、ハンドクリームを塗るタイミングで同時にマッサージも行うと楽です。クリームによって滑りがよくなるのでマッサージもしやすく、肌もすべすべになるので一石二鳥です。

［指先から手首を動かして血のめぐりをUP］

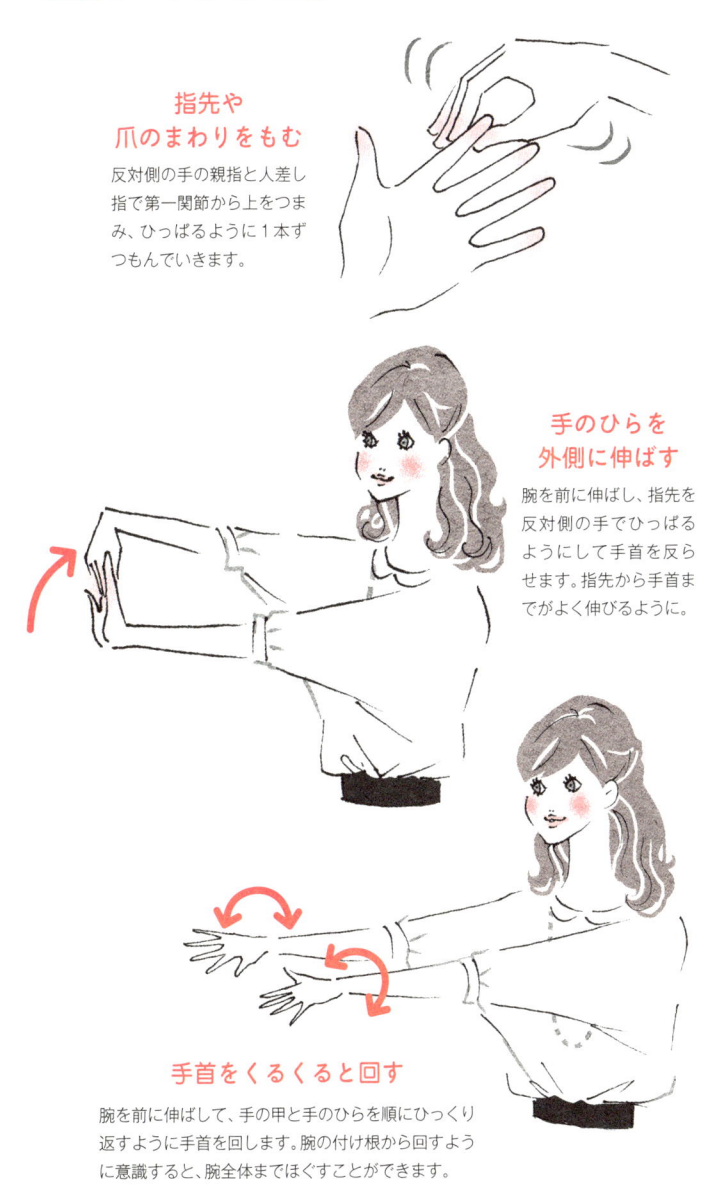

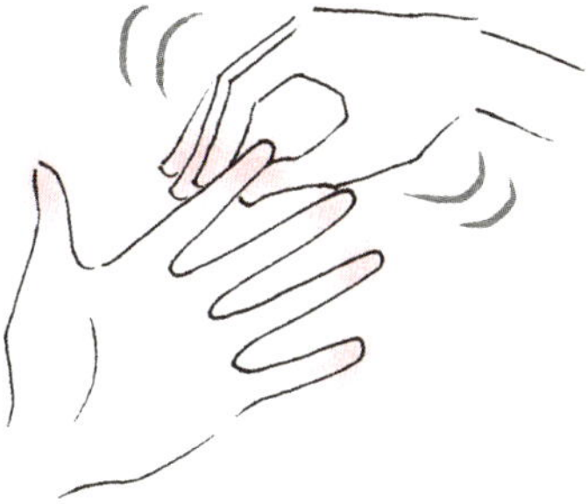

指先や爪のまわりをもむ

反対側の手の親指と人差し指で第一関節から上をつまみ、ひっぱるように1本ずつもんでいきます。

手のひらを外側に伸ばす

腕を前に伸ばし、指先を反対側の手でひっぱるようにして手首を反らせます。指先から手首までがよく伸びるように。

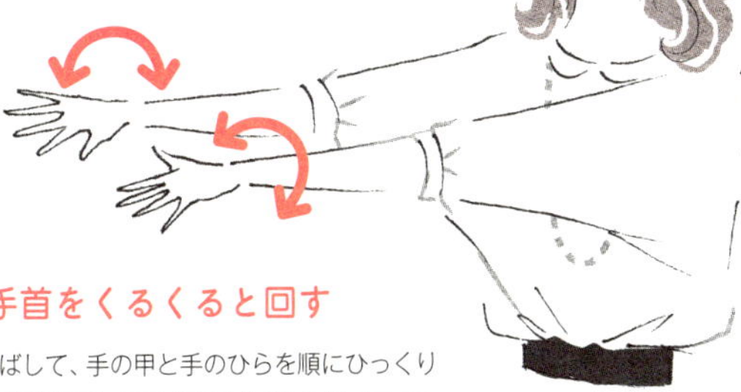

手首をくるくると回す

腕を前に伸ばして、手の甲と手のひらを順にひっくり返すように手首を回します。腕の付け根から回すように意識すると、腕全体までほぐすことができます。

idea 22

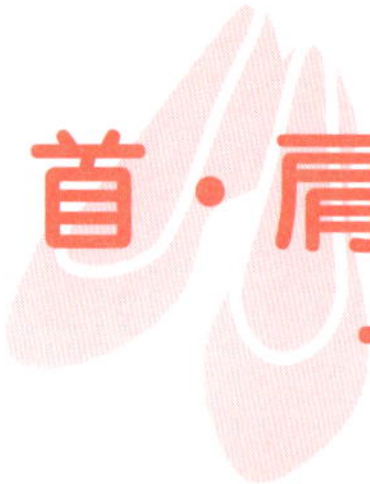

首・肩をピンポイントマッサージ

代謝ダウンタイプ　血滞りタイプ　水むくみタイプ　ストレスタイプ

冷えやすい指先と手首を動かし、血流を促す

全身のうちでとくにこりが気になるのが首や肩。仕事中は同じ姿勢でいることが多いため、常に筋肉が緊張した状態に。毎日続けると筋肉がかたまってしまい、血流が滞ってしまいます。**血のめぐりの悪さは冷えの原因に。疲労物質や老廃物も蓄積されていくため、さらに血行が悪くなるという悪循環をも引き起こします。**

仕事中でも気づいたときには、かたまりやすい部位をこまめにマッサージしたり、ツボ押ししたりして、血のめぐりをアップさせるように意識しましょう。

できればやってみて

マッサージをする前にホットパックであたためる

とくに肩こりが辛い人は、マッサージやツボ押しでこりをほぐす前に、ホットパックであたためるとより血のめぐりがアップします。電子レンジで加熱するタイプが、くり返し使えて便利です。

［首筋と鎖骨まわりの簡単マッサージ］

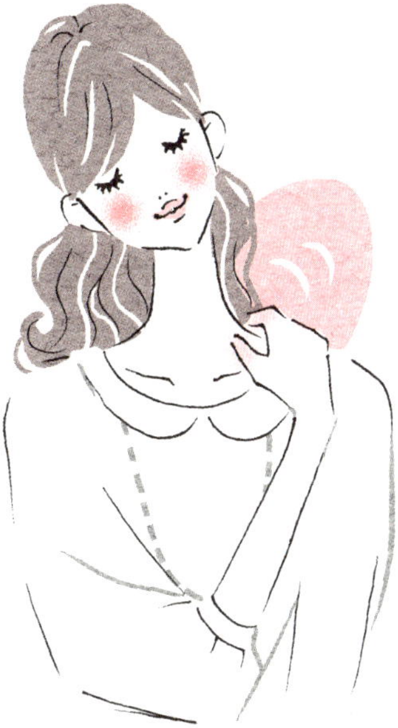

首筋をもむ

顔を傾けたときにうき出てくる首筋の筋肉を、肩と反対側の親指と人差し指でつまむようにもんでいきます。首のこりだけでなく顔のむくみをとる効果も。

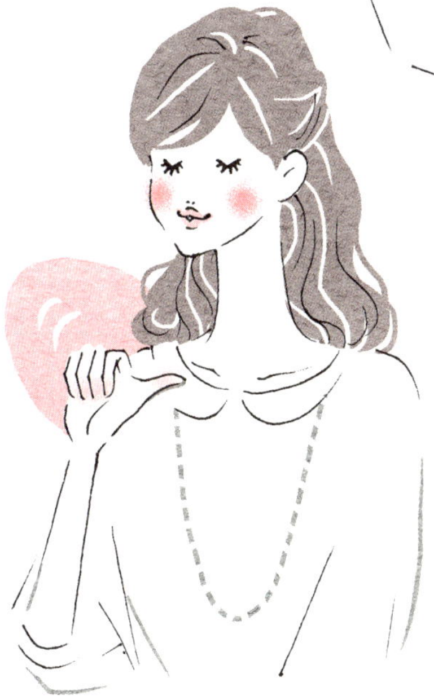

鎖骨まわりを親指でプッシュ

鎖骨の下のラインを親指でなぞるようにして、2～4往復くらい押します。

idea
23

むくんだ足の血流をアップ

代謝ダウンタイプ　血滞りタイプ　水むくみタイプ　ストレスタイプ

足の裏や足首の刺激で、下半身からあたたかく

体の中でとくに冷えを感じやすいのが、体の末端にある足先。冷えの症状が一番最初に出る部位でもあります。とくにイスに座りっぱなしなどになると、筋肉を動かすことも少なく、血流が悪くなる一方です。パンプスなど幅の狭い靴やヒールの高い靴をはいている場合には、足がしめつけられるので、さらに血のめぐりがダウン…。

外側からあたためるだけでなく、**足先を刺激したり動かしたりすることで、内側からも血のめぐりを改善**していきましょう。足元は見えないようなところでちょっとした時間に、69ページで紹介しているような方法で、こまめに足先を刺激するように心がけましょう。

また、足のツボを刺激すると、**下半身だけでなく全身の血めぐり改善にも効果があります。**足には重要なツボも多くあるため、ほどよく刺激することを習慣にするといいでしょう。

［机の下で足をこっそり刺激］

ゴルフボールで ツボ押し

靴を脱ぎ、足の裏にゴルフボールを置いてコロコロ転がすと、ほどよくツボが刺激されて足の疲れもやわらぎます。

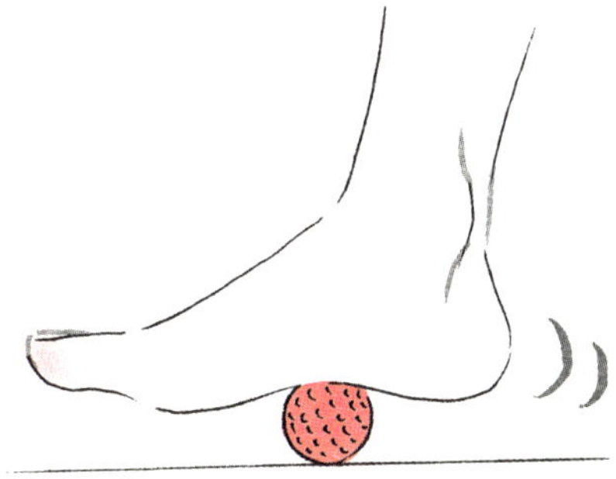

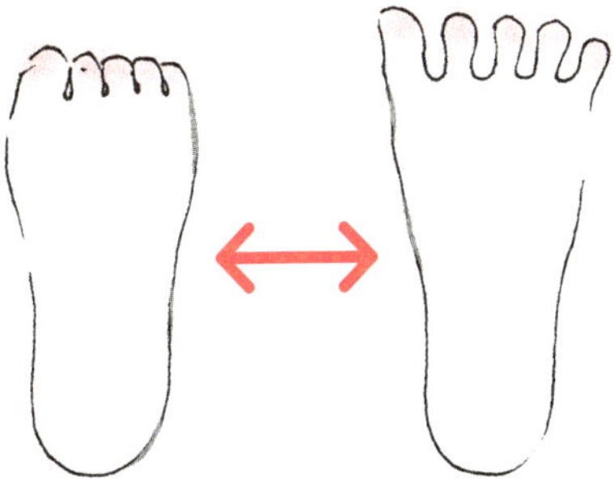

足の指をグーパー

足の指をぎゅっと閉じてグー、思いきり開いてパー、の動きをくり返します。冷えやすい指先をほぐして血行を促進。

足首を伸ばして ほぐす

つま先を床につけ、足首をくるくると回します。血管が多く集まる足首はこまめに動かす習慣を。

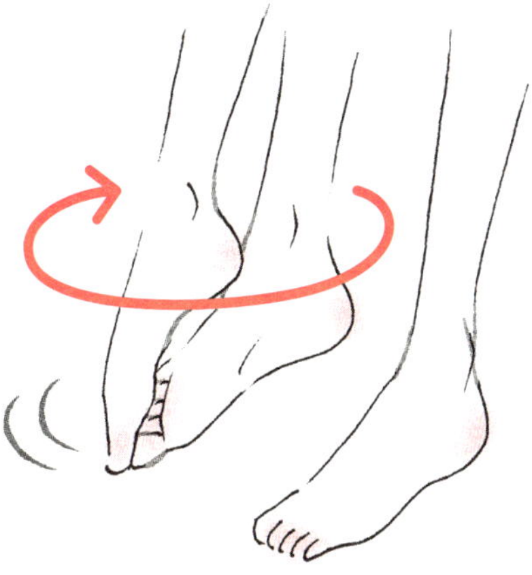

idea 24

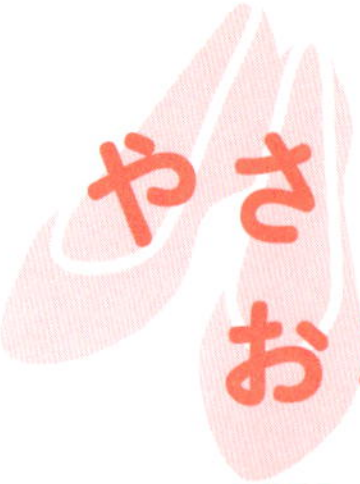

やさしくプッシュでおなかあったか

代謝ダウンタイプ　血滞りタイプ　水むくみタイプ　ストレスタイプ

おなかをやさしく押して、内臓の血行を促す

内臓は、便秘や下痢など、冷えによる不調が起こりやすい部位。寒い場所に行ったらおなかが冷え、すぐ下痢になってしまったということ、ありませんか？ 冷えることで自律神経がうまく機能しなくなるため、下痢だけでなく便秘を引き起こすことや、胃腸のはたらきが悪くなることもあります。

おなかのまわりにはさまざまなツボがありますから、**冷えを感じたらゆっくりと押して、血のめぐりをアップさせましょう。**ただし強く押しすぎないように注意。やさしく押すか、さする程度でもいいでしょう。

腹部の血のめぐりがよくなると、内臓全体の機能がよくなり、消化機能や代謝もアップ。食べ物を効率よく熱に変換できるようになり、体の熱サイクル（54ページ参照）の改善にもつながっていきます。

［冷えを感じたらおなかを押してケア］

おなか全体を手のひらで押す

手のひら全体を使って、へその下の部分を３秒程度ゆっくりと押しましょう。へそのまわりをゆっくりと、ぐっぐっと円を描くように押すのもいいでしょう。

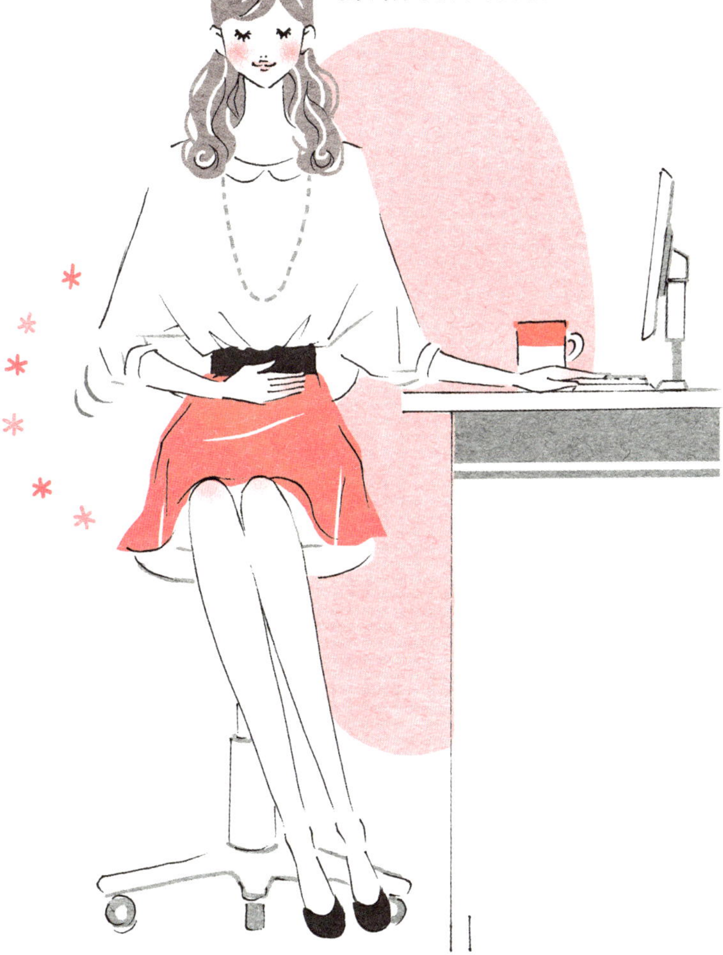

idea 25

スパイス入りがメニュー選びのポイント

代謝ダウンタイプ　血滞りタイプ　水むくみタイプ　ストレスタイプ

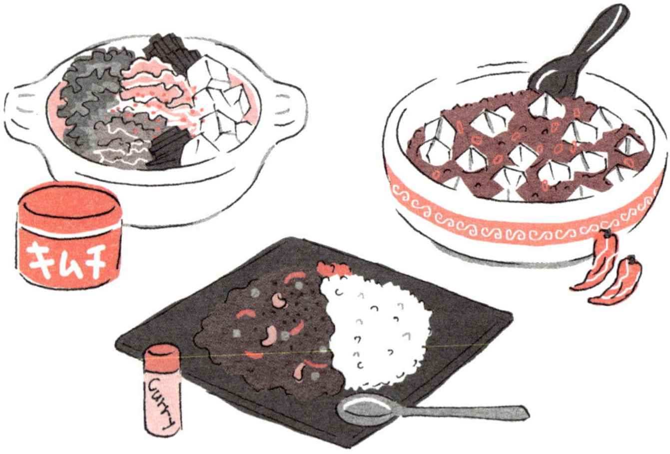

スパイスや香味野菜で、血のめぐりと代謝を促進

カレーや中華料理などに含まれる**スパイスには血のめぐりをよくし、代謝を活発にするはたらき**があります。体が冷えているときや寒さを感じたときには、カレーや中華料理、韓国料理などを食べるのがおすすめ。また、102～113ページで紹介する冷えとり食材のしょうが、ねぎなどが入った料理もおすすめです。

ただし、胃腸が弱っているときは、刺激になるスパイス類は少なめに。73ページで紹介しているような、汁物やとろみのあるものであたたまりましょう。

idea 26

あたたかい汁物を一品プラス

代謝ダウンタイプ　血滞りタイプ　水むくみタイプ　ストレスタイプ

ワンプレートより「汁物」つきの定食を

外食をする際、とくにランチでは、手軽に食べられるパスタや丼ものなど一品で完結する料理をオーダーしがち。でも、冷えとりにおすすめなのは、汁物のついた定食やランチセットです。**みそ汁やスープなどの汁物で体をあたためましょう。なかでもとろみのあるものはあたため効果が高い**のでおすすめ。一品ものしか選べないようなときでも「あんかけ」などとろみのついたものを選んで。

七味唐辛子や山椒などのスパイスをかけて食べるとさらにあたため効果が期待できますが、胃腸が弱っているときには要注意。健胃作用とあたため効果が両方期待できる「しょうが」ならたっぷり食べてもOKです。

できればやってみて

品数の多いメニューを選んでたくさんの食材を食べる

できれば、汁物だけでなく小鉢などの副菜がたくさんついたメニューを選ぶようにしましょう。口に入る食材の品目数が増え、自然とバランスのいい食べかたになります。

idea 27

しょうがパウダーがあればOK

代謝ダウンタイプ　血滞りタイプ　水むくみタイプ　ストレスタイプ

スープやお茶にさっと入れるだけで、ぽかぽかに

最近ではよく知られるようになりましたが、しょうがは最強のあたため食材。**体をあたためることに加え、胃を健康にしてくれるはたらき**もあわせ持っているのが強みです。胃が弱い人でも食べられ、毎日こまめに摂取できるのもうれしいポイント。

しょうがを食事に取り入れたいときに便利なのが、「しょうがパウダー」。ビンやパックなどに入ったものが市販されています。常温で保存でき、持ち運びしやすいのでとっても便利。しかも、**乾燥させたしょうがのほうがあたため効果が高い**ともいわれ、生のしょうがを乾燥させたものを「生姜《しょうきょう》」、加熱して乾燥させたものは「乾姜《かんきょう》」という漢方薬としても用いられているほど。外食時や紅茶などのドリンク、スープ類にもさっと加える食習慣を身につけましょう。

即効性も高く、**1時間後くらいからエネルギーの消費量がアップする**ともいわれています。「寒い！」と感じたときには、サプリ感覚で、料理や飲み物に加えて摂取してもいいでしょう。

［毎日使える、ちょい足しアイディア］

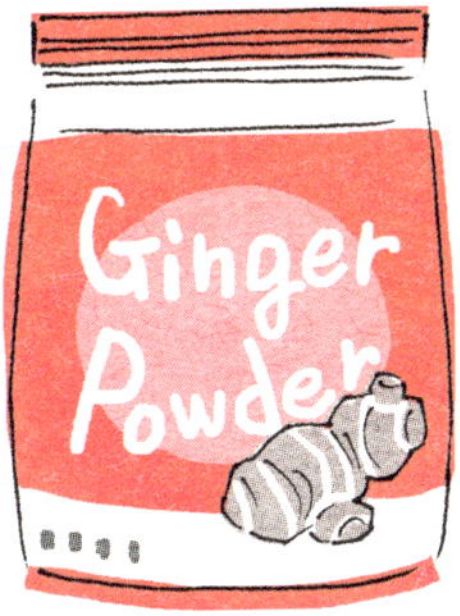

袋入りやビン入りなどが市販されています。体にやさしいオーガニックのものがおすすめです。

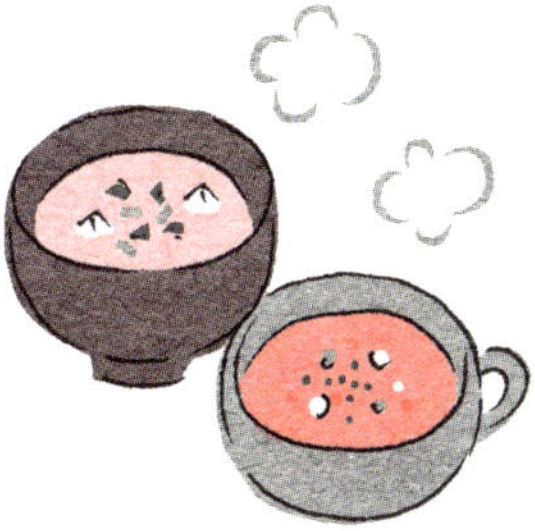

みそ汁やスープに

みそ汁はもちろん、中華風のスープなどによく合います。

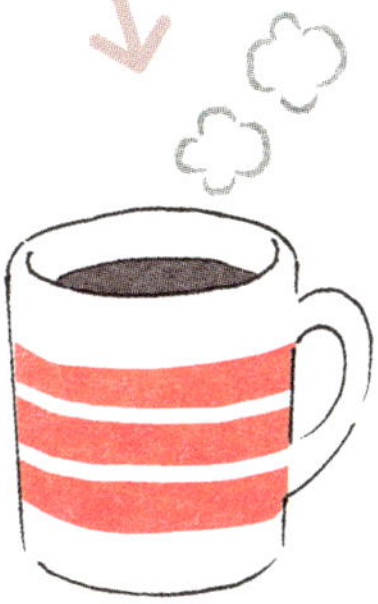

飲み物に

紅茶やホットミルクに合います。ミルクティに入れるとチャイ風に。

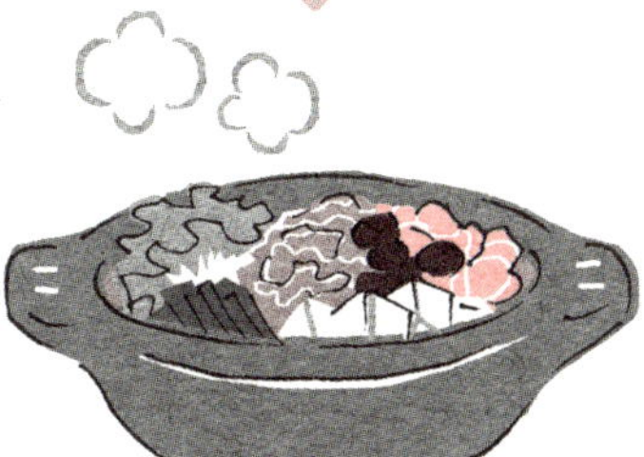

鍋料理に

和の味つけはもちろん、韓国風など味が濃いものにも加えやすくておすすめ。

idea 28

飲み物はホットか常温をセレクト

代謝ダウンタイプ　血滞りタイプ　水むくみタイプ　ストレスタイプ

冷たい飲み物を避け、常温で飲むようにしましょう

氷に手で触れたら、すごく冷たいですよね？ 氷入りの飲み物を飲むということは、その冷たさを直接体に取りこむわけですから、内側からじかに体が冷えることに。

できるだけ常温のものや、あたたかいものを飲むように心がけましょう。**氷水を常温の水か白湯に、ビールを常温のワインや日本酒になど、ほかの飲み物におきかえる**と、実践しやすくなります。とはいえ、どうしても冷たいものが飲みたい！ というときには、お酒なら最初の１杯だけビールにするなど、メリハリをつけることで摂取量をおさえる工夫を。氷を抜いてもらうという手もあります。

難しいときは…

どうしても避けられないときは口の中であたためてから飲む

冷たい飲み物を避けていても、訪問先で出されたら飲まないわけにはいきません。そんなときは、口の中に少しとどめてから飲むだけでも、体の冷え具合が違います。アイスなど冷たい食べ物の場合も同様です。

idea 29

職場での間食にはドライフルーツ

代謝ダウンタイプ　血滞りタイプ　水むくみタイプ　ストレスタイプ

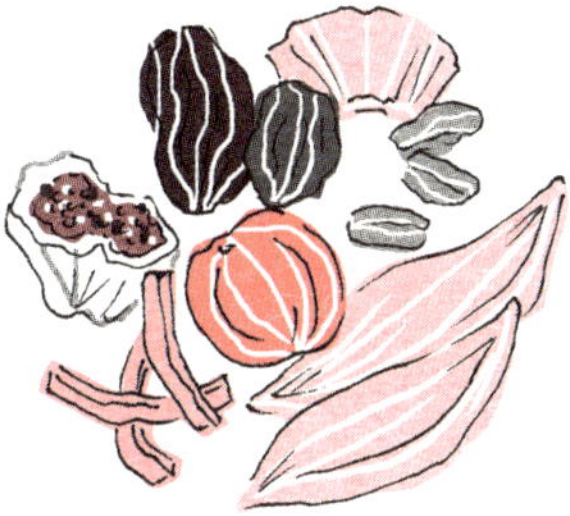

レーズンやあんず、いちじく、
ラズベリー、マンゴーなど

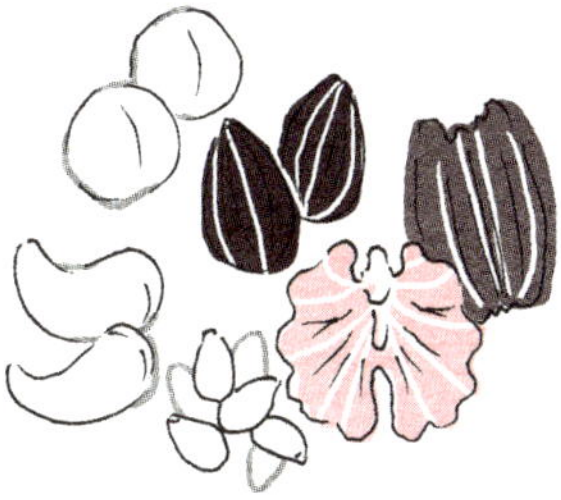

アーモンドやピーナッツ、
マカデミアナッツなど

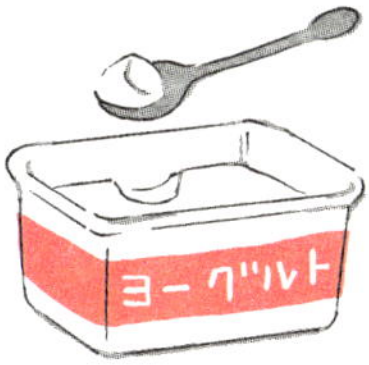

代謝ダウンタイプの人にはヨーグルトもおすすめ

自然な甘さのおやつで、冷えないティータイム

仕事中のおやつにおすすめなのがドライフルーツ。**体をあたためるだけでなく、ミネラルや食物繊維も豊富で美容にもいい**食材です。血行を促すビタミンEを含み、体をあたためるはたらきのあるナッツ類、胃が弱い人はヨーグルトなども。

ドライフルーツには砂糖漬けタイプもありますが、**白い砂糖は体を冷やす作用があるため、できるだけ避けましょう。**砂糖をとりたいときは、体をあたためる作用がある黒砂糖を選んで。

column

冷えの大敵「ストレス」と
じょうずにつきあう

仕事をしているときはもちろん、日常生活でもどうしても避けられないのが「ストレス」。実は冷えの大きな原因になります。簡単に解消できるものではありませんが、できるだけじょうずにつきあっていきたいもの。

ストレスとつきあううえで大事なのは、思考を変えること。嫌だ嫌だと思うよりも、前向きな気持ちで仕事に向かうなど、自分なりにストレスをコントロールすることが大切です。

ここでは、気持ちを切り替えるキーワードを紹介します。まったくこの通りにはいかないかもしれませんが、発想を変えるきっかけにしてみてください。

ストレスをためないように
するためのキーワード

まぁいっか！

失敗してしまったものをくよくよ悩んでいてもしかたありません。失敗は誰にでもあるものとして、前向きな気持ちに切り替えましょう。

大丈夫、大丈夫

未来のことに対して不安なときや、自信がないときに。くよくよしがちなときこそ、まずは大丈夫！ と笑ってみることが大事です。

ちょっと聞いて！

腹が立つことがあったら、人に聞いてもらうのが一番。愚痴をいうだけでもだいぶスッキリします。言っただけで気が済んでしまうことも。

手をかして

自分一人で抱えこんでも、物事がうまく進まないことがあります。周りを見回して、仕事仲間や家族の手を借りることもひとつの手として考えて。

Part
4

冷えとりアイディア
おうち編

家に帰ったら
idea 30-33

うちごはん
idea 34-45

冷えとりレシピ
idea 46-51

〈レシピのきまり〉

⊙大さじ１は15㎖、小さじ１は５㎖、１カップは200㎖です。
⊙保存ビンを用いる際には、密閉できるものを選び、煮沸消毒した後、しっかり乾燥させてから使用してください。
⊙レシピ内の記載に従って、保存期間内に食べきるようにしてください。

idea 30

帰ったらゆったり ルームウェアに着替える

代謝ダウンタイプ　血滞りタイプ　水むくみタイプ　ストレスタイプ

体をしめつけず、夏でも下半身はあたたかく

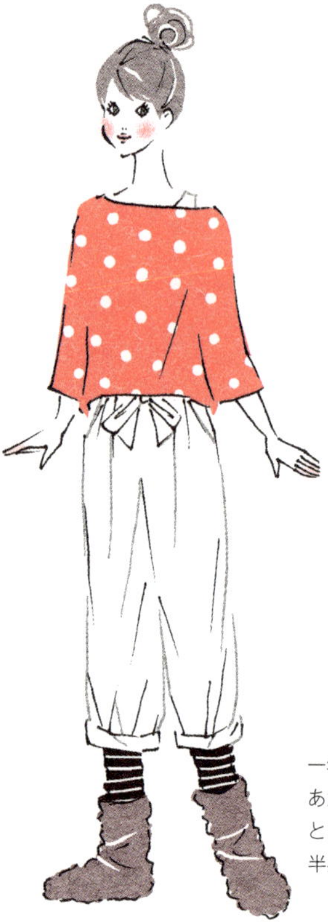

一年を通して、下半身はあたたかい状態に。暑いときにも、下半身より上半身で調整しましょう。

おうちに帰ったら、まずはゆったりした服装に着替えましょう。とくに、**外出時にタイトな服や体が冷えやすい服を着ていた日には、それをリカバリー**するつもりで。

外出時には難しい腹巻きや、ゆるめのレギンスとパンツの重ねばきなどを実践してみるといいでしょう。

あたたかくやさしい着心地のルームウェアに着替えることで、**気持ちもリラックスモードに切り替わっていきます。**

idea 31

夏でも靴下やスリッパをはく

代謝ダウンタイプ　血滞りタイプ　水むくみタイプ　ストレスタイプ

靴下やスリッパをはくだけで、冷え具合が違います

夏だと室内では裸足ですごす人が多いかもしれません。とくにフローリングはひんやりして気持ちよく感じることも。でも、**素足でいると床の冷たさが足を伝わって体を冷やします。**下半身は冷えやすいので、とくに気をつけたいところ。靴下やスリッパをはくようにしましょう。

フローリングでスリッパをはいても冷える場合には、自分が座る足元だけでもマットなどを敷くと、冷えが緩和されます。

冬は、ホットカーペットなどで足元を直接あたためるのがおすすめ。ウール素材などのモコモコとしたルームソックスをはけば、体の熱も逃がさずあたたかくすごせます。

こんな工夫もできます

冷やすなら、足より頭を

とくに夏場、冷房を入れていないときなど、「どうしても暑い！」と感じたら、足ではなくおでこや後頭部を冷やしましょう。寝苦しいときには氷枕がおすすめです。

idea 32

エアコンに頼らずじょうずに体温調節

代謝ダウンタイプ　血滞りタイプ　水むくみタイプ　ストレスタイプ

暑いときは扇風機、寒いときはコタツがおすすめ

夏も冬も、エアコンはできるだけ控え、暑さ寒さは洋服で調整するようにしましょう。それでも足りないときは、**夏場なら除湿モードにしたり、扇風機を使ったりすることで体にやさしい温度をキープ**しましょう。設定温度も、高すぎたり低すぎたりしていないかチェックして。

一方、冬場にはエアコンで空気をあたためるより、コタツやホットカーペットで直接あたたまるのがおすすめです。エアコンを使うと室内が乾燥し、寒さを感じやすい状態に。**エアコンをつけるときには加湿器で調整しましょう。**適切な湿度が保たれていると、風邪の予防にもなります。また、「頭寒足熱」といわれるように、頭は冷たく足はあたたかい状態がいいとされますが、冬はあたたかい空気は部屋の上にいきやすいため、逆の「頭熱足寒」の状態に…。可能なら、**扇風機で室内の空気を動かし、温度を一定に**しましょう。体がほてったり冷えきっていたりするときには、風にあたると気持ちがいいものですが、エアコンなどの直風にあたるのはNGです。大きな温度変化は体に負担をかけます。

［冷えない温度調整のヒント］

夏 扇風機をじょうずに使って

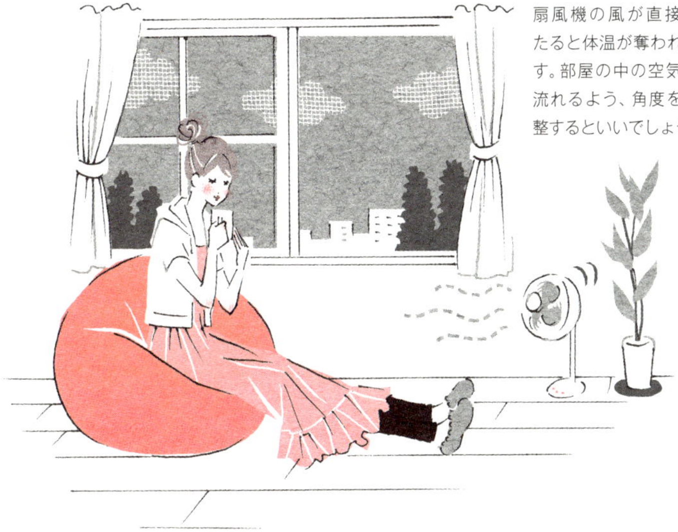

扇風機の風が直接あたると体温が奪われます。部屋の中の空気が流れるよう、角度を調整するといいでしょう。

冬 ホットカーペットで冷えやすい足元を直接あたためる

エアコンを使う場合でも、あたたまりにくい足元にはホットカーペットを併用するのがおすすめ。

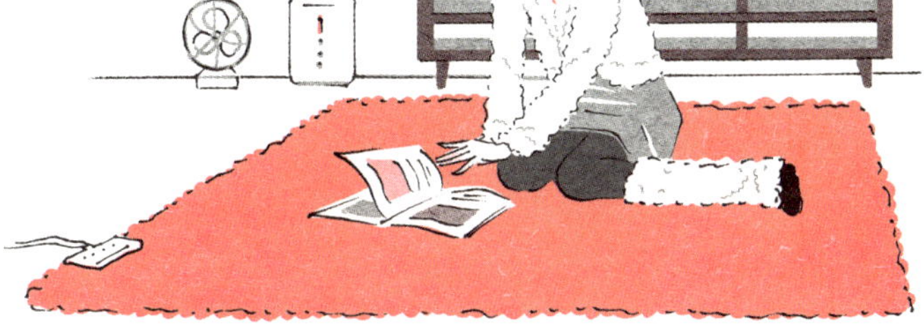

idea
33

リラックスできる空間づくり

代謝ダウンタイプ　血滞りタイプ　水むくみタイプ　ストレスタイプ

自分が「気持ちいい」「落ちつく」と思える部屋に

ストレスは、目に見えない冷えの敵。自宅にいるときこそ、たっぷりとリラックスすることがとても大切です。

85ページの方法やアイテムを参考に、ゆったりとすごせる空間づくりをしてみましょう。

ポイントは、「気持ちいい」と思えること。心地よく感じることで、副交感神経が優位になり、身も心もOFFモードに切り替えられます。視覚、味覚、聴覚、触覚、嗅覚の五感それぞれにはたらきかけることもテクニックのひとつです。

自分なりの方法をいろいろ持っておくことで、おうちですごす時間がすてきな癒やしタイムになるはずです。

［いろいろな工夫で五感を癒やす］

視覚

まぶしすぎず
目にやさしい
照明に。

嗅覚

アロマやお香
で好きな香り
に包まれる。

聴覚

好きな曲を
大きすぎない
音でかける。

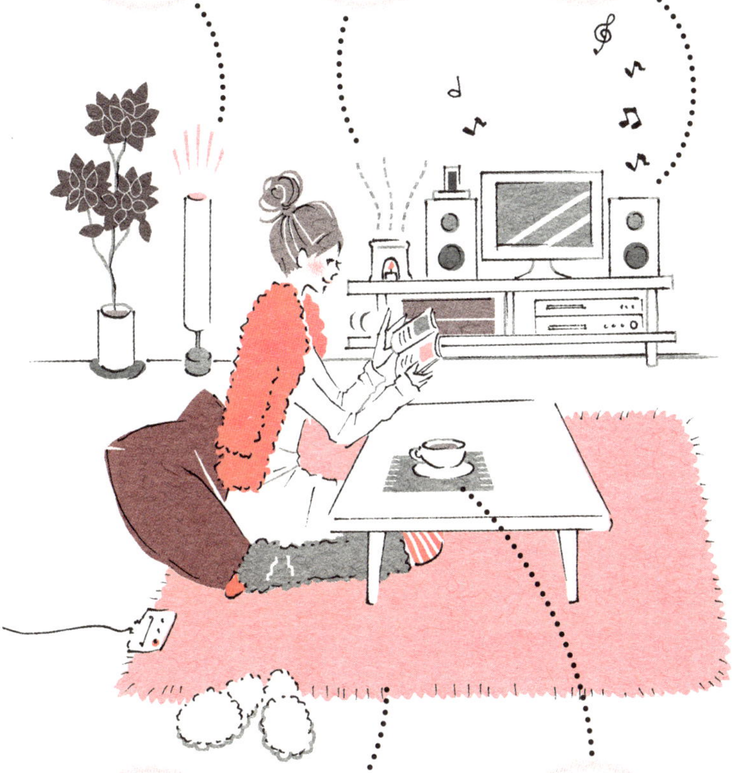

触覚

肌触りのいい
生地を選ぶ。

味覚

ホットミルクや
お気に入りの
お茶を飲む。

idea 34

夕食はできるだけ同じ時間に

代謝ダウンタイプ ／ 血滞りタイプ ／ 水むくみタイプ ／ ストレスタイプ

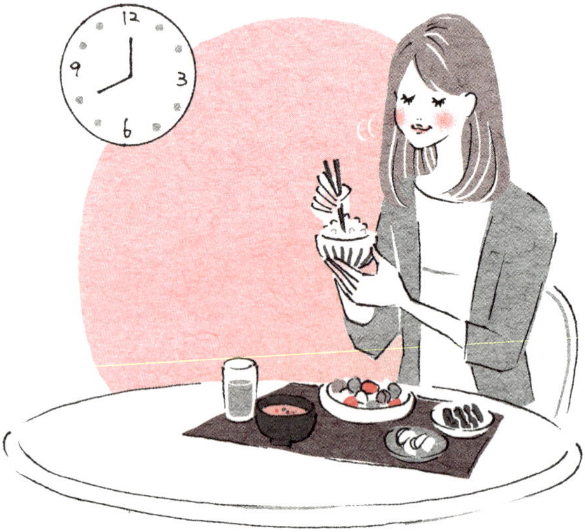

決まった時間の夕食で、体のリズムを整える

忙しいとどうしても夕食を食べるのが遅くなったり、食べ損ねてしまったり。食事は熱をつくるもとになる、大事な要素。**不規則な食事が続くと、体が熱を生み出すリズムが崩れ、冷えの原因に。**体の調子も崩しやすくなります。

時間がずれやすい夕食こそ、忙しいからと先延ばしにしないで。軽いものや簡単なものでもいいので、「時間になったら食べる」を習慣に。

idea 35

夜遅くなったら手軽にあたたまるものを

代謝ダウンタイプ　血滞りタイプ　水むくみタイプ　ストレスタイプ

豆腐
おなかにやさしく、
あたたまります。

野菜
季節のものを
お好みで。

肉・魚
好みのものを
少量入れると
うまみが出ます。

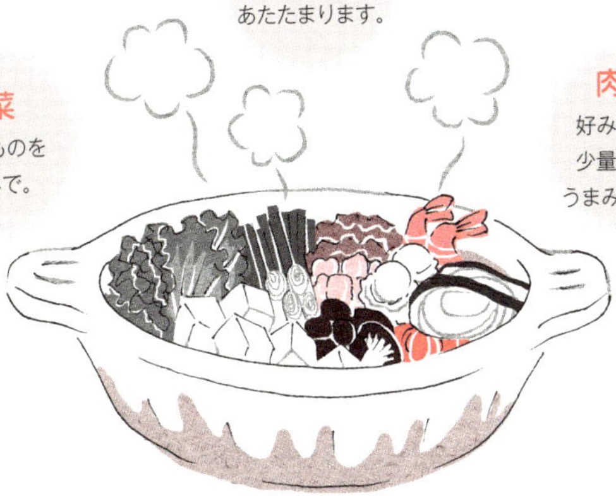

おなかがあたたまってほっとする湯豆腐を

仕事などでやむを得ず夕食が遅くなってしまったときは、消化にいいメニューを。炭水化物よりも消化のいいタンパク質を選びましょう。冷蔵庫にある材料をさっと加熱するだけでできる、**ほっと心がやすらぐ「湯豆腐」がおすすめ。**おなかにやさしい豆腐をメインに、季節の野菜や鶏肉などを入れて。夜遅くの食事は、栄養のためというよりも、「１日の終わり」を体に知らせるサインとして大事なもの。つくるのがおっくうなときは、インスタントのスープやみそ汁などを食べるといいでしょう。

idea 36

ひと口30回を目標に よく噛んで

代謝ダウン タイプ　血滞り タイプ　水むくみ タイプ　ストレス タイプ

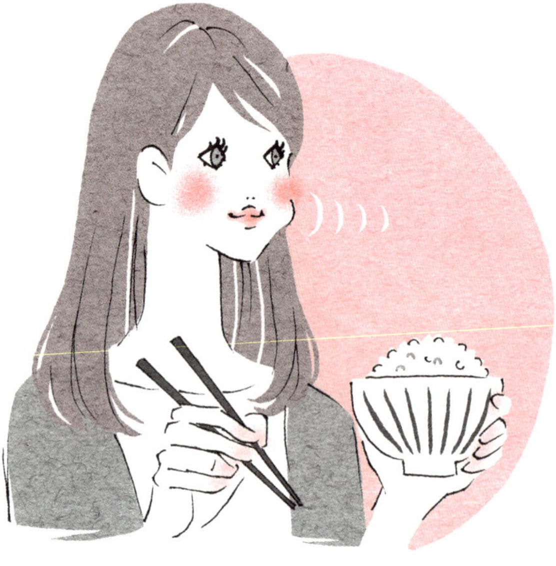

噛むことで胃腸の負担を軽くし、満腹感もアップ

一般的に、「食事はよく噛んだほうがいい」といわれますが、冷えとりにおいてもそれは同じ。代謝ダウンタイプの人をはじめ、**冷えやすい人は胃腸が弱い場合がよくあります。**よく噛むことで胃腸の負担を軽くし、熱のもととなる食べ物の栄養をしっかり吸収しましょう。仕事中や忙しいときには難しいかもしれませんが、自宅で食べる夕食くらいは、**ゆっくりと楽しみながら噛むことも意識してみましょう。**

idea 37

食べる量は満腹の一歩手前

代謝ダウンタイプ　血滞りタイプ　水むくみタイプ　ストレスタイプ

自分の適量を知って、ほどよく食べる

食事量が少ないとエネルギー不足による冷えを招きますが、かといって食べすぎもNG。**自分の適量を超えて食べると胃腸に負担がかかり、次の食事がきちんと食べられなくなる**ことに。食事リズムが乱れるため、体がうまく熱をつくれなくなり、冷えを導きやすくなります。早食いをすると食べすぎになりやすいので、ゆっくりと食べるクセをつけましょう。おなかいっぱいの一歩手前がやめどきです。

また、ストレスがたまるとたくさん食べてしまうという人は、「食べすぎた！」と感じたら、ストレスのサインとして受けとって、リラックスを心がけるといいでしょう。

難しいときは…

食べすぎてしまったら翌日の食事量を減らす

ストレスがたまっているときなど、「気づいたら食べすぎていた！」ということも…。そんなときは、食べすぎた分だけ、次の日以降の食べる量を減らしてみて。体のリズムをもとの調子に整えることが大切です。

idea 38

旬の食材を選んで冷えにくい体づくり

代謝ダウンタイプ　血滞りタイプ　水むくみタイプ　ストレスタイプ

食材の栄養を、丸ごと体に取り入れる

私たちの体は食べ物からできていますから、「どんなものを口にするか」は、健康に影響する大切な問題。冷えをとるためには、熱のもとになる食べ物も見直していく必要があります。

そこで参考にしたいのが、漢方の「食養」。食事で養生をする、という意味で、薬と食べ物は同じだと考えます。そのルールの1つで私たちが日ごろ実践しやすいものに**「旬のものを食べる」**があります。夏のトマトにはほてった体を冷やすはたらきがあったり、冬のねぎにはあたため効果があったりと、**旬の食材には、気候にあわせて体の調子を整える力がある**のです。四季の変化に体を対応させ、冷えを改善していくために、旬の食材を選ぶように心がけましょう。

難しいときは…

旬がわからないときは価格を目安にする

魚や野菜、果物などの食材は旬になると流通量が増えるので、価格が安くなる傾向があります。どの食材が旬か判断できないときには、「最近はきゅうりが安いな」といった感覚で安いものを選んでみて。

［四季の食材カレンダー］

春

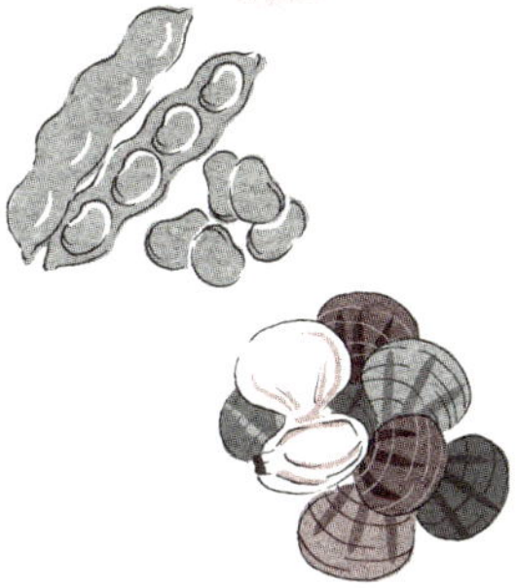

野菜：空豆・菜の花・ふきのとう・キャベツ・クレソン・菜の花・アスパラガス・セロリ・たけのこ・ごぼう など
魚介類：タイ・アサリ・ワカメ など
果物：いちご・さくらんぼ・びわ など

夏

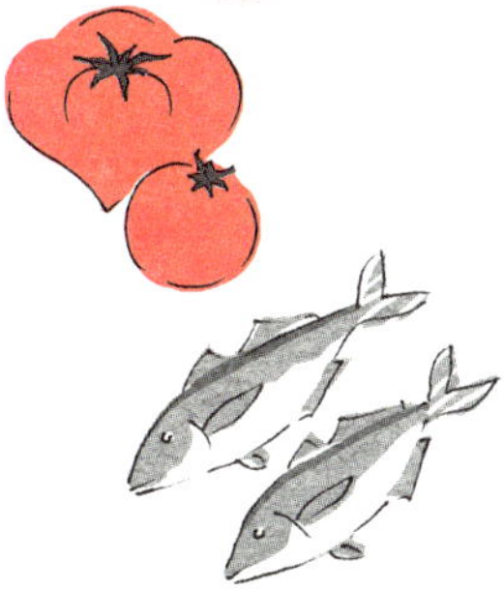

野菜：トマト・きゅうり・なす・かぼちゃ・にがうり・枝豆・ピーマン・レタス・おくら・とうもろこし など
魚介類：カツオ・タコ・シジミ など
果物：すいか・メロン・もも など

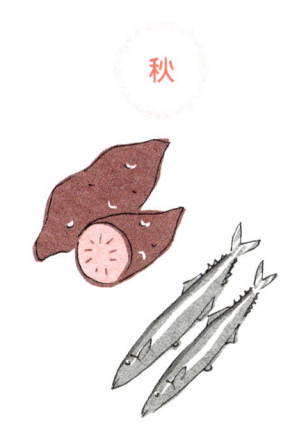

秋

野菜：さつまいも・さといも・しいたけ・まいたけ・えのきだけ・しめじ・くり・ぎんなん など
魚介類：サンマ・イカ・サケ など
果物：かき・ぶどう・りんご など

冬

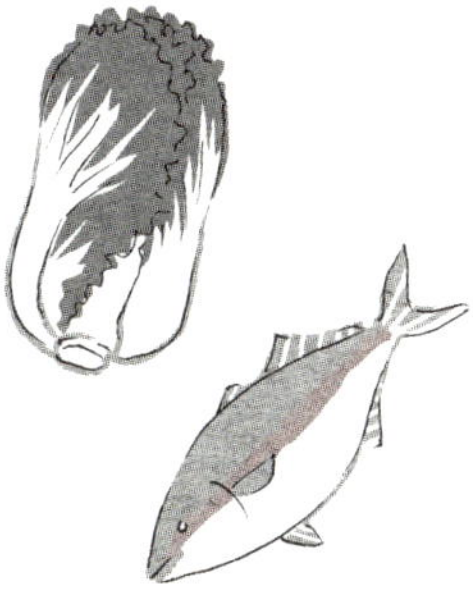

野菜：白菜・大根・ねぎ・春菊・かぶ・ブロッコリー・にんじん・れんこん・やまいも など
魚介類：ブリ・タラ・エビ・カニ など
果物：みかん・ゆず など

idea 39

食材の栄養を丸ごと体に取り入れる

代謝ダウンタイプ　血滞りタイプ　水むくみタイプ　ストレスタイプ

皮つき、根つきなど丸ごと食べるひと工夫を

薬と食べ物は同じだと考える漢方の「食養」には、「食材を丸ごと食べる」というルールがあります。これは私たちが日常で実践しやすい内容なので、食からの冷えとりのために、ぜひ試したいもの。

食材を丸ごと食べると、さまざまな栄養素をもれなく摂取することができます。例えば、普段捨てている魚の頭や、野菜の根皮や葉、お米の外皮など。レバーなど動物の内臓もできるだけ積極的に食べましょう。ただ、野菜や果物は農薬が気になったり、魚は調理が難しいなど、すべての食材を丸ごと食べるのは難しいもの。野菜はなるべく無農薬や有機栽培のものなどを選ぶ、小さな焼き魚はできるだけしっぽまで食べる、白米より玄米を選んで食べるなど、できる範囲で挑戦してみてください。

難しいときは…

皮をむかないで食べられるものや小さいものを選ぶと簡単

「丸ごと食べる」といわれても難しいと感じる人は、果物や野菜なら、「皮をむかないで食べられるもの」を選んで。例えば、果物ならいちご、さくらんぼなど、野菜ならブロッコリーや葉もの野菜などです。魚なら例えば丸干しイワシ、ジャコ、煮干し、干しエビなど小さいものを基準にして。

［食材を丸ごと食べるためのコツ］

切り身より小魚

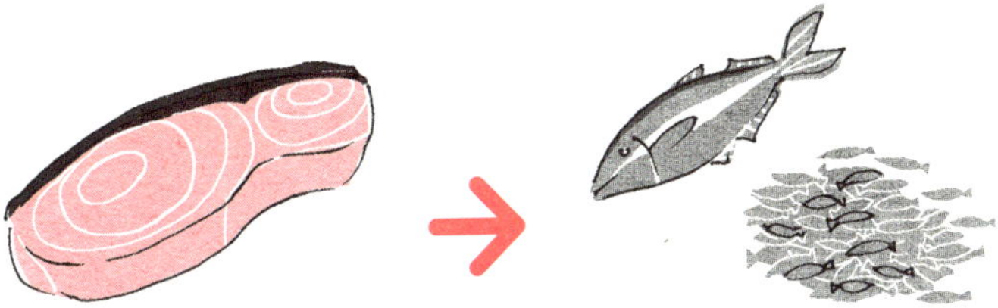

切り身は調理が楽で手軽ですが、頭から尻尾まで丸ごと食べやすい小さなアジやメザシなどを選びましょう。

葉や根つきの野菜

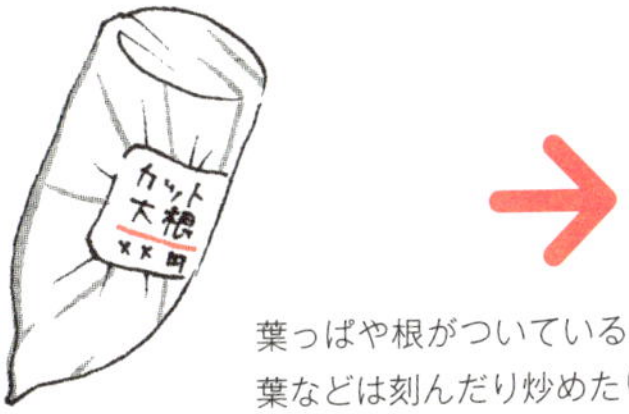

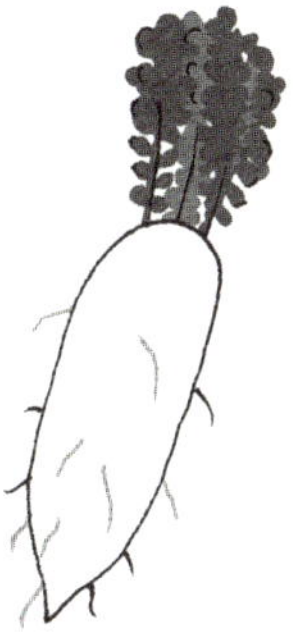

葉っぱや根がついているものを。大根の葉などは刻んだり炒めたりして食べられますが、農薬の心配が少ないなど、安心して食べられるものを選ぶことも大切です。

精製されたものより皮つき

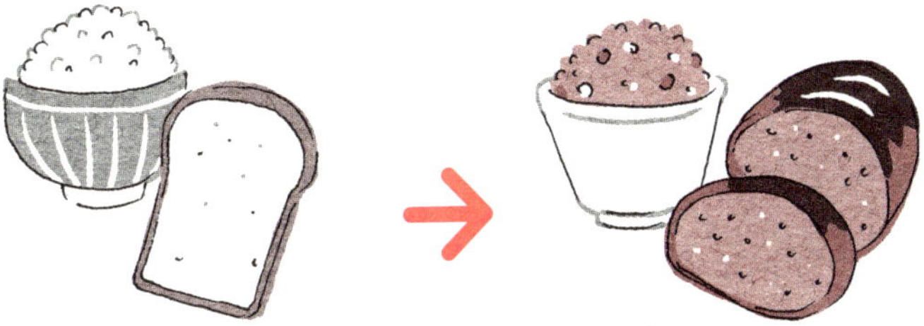

穀類なら、白米より玄米、小麦粉より全粒粉を選ぶといいでしょう。食物繊維をはじめとした栄養も豊富です。

idea 40

5つの色を意識してバランスよく

代謝ダウンタイプ　血滞りタイプ　水むくみタイプ　ストレスタイプ

彩りを考えれば、自然とバランスのいい食事に

「食事はバランスよく食べるとよい」とよくいわれますが、薬と食べ物を同列に考える漢方の「食養」では、食のバランスを5つの色と味で表現します。**色は95ページで紹介している5色。味は、酸味・苦味・甘味・辛味・塩味の5味を指します。**毎日の食事で味のバランスまで選ぶのは難しいので、まずは色のバランスを意識するところからはじめましょう。

揚げ物ばかりで茶色い、緑の野菜ばかりで赤がない、など偏った食事をせず、**カラフルな食卓を意識するように気をつければOK**です。自宅で調理する際には、具だくさんにすることで、自然と5色がクリアしやすくなるでしょう。

難しいときは…

1日のトータルでバランスをとる

忙しいときや、外出先で食べ物が選べないという場合には、1食だけでバランスをとらなくても大丈夫。昼に緑の野菜が足りなかったら夜食べるようにするなど、1日でバランスがとれていればOKです。

［5色をバランスよく食べることを心がける］

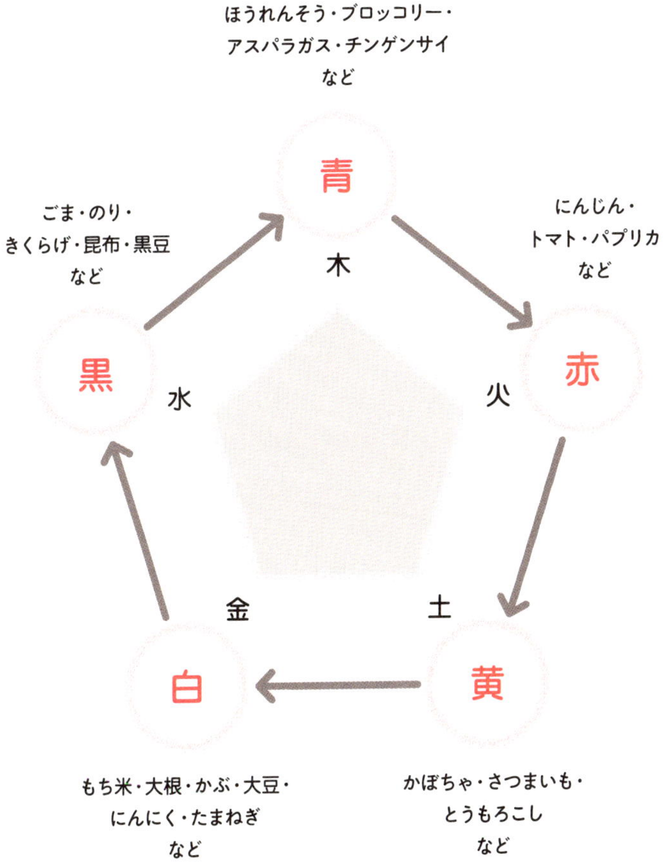

idea 41

あたため食材を知って体のなかから冷えとり

代謝ダウンタイプ　血滞りタイプ　水むくみタイプ　ストレスタイプ

体をあたためる食材を意識的に食べよう

食べ物も薬のひとつと考える漢方の「食養」では、**食材には体をあたためる物（熱性・温性）と冷やす物（寒性・涼性）、どちらでもない物（平性）があると**考えます。

体をあたためる食材ばかりを食べたほうがいいわけではありませんが、知っておくと便利な知識です。冷えを感じた日には、あたたかい食材を選んだり、夏の暑い日にはほてった体をクールダウンする食材を組み合わせたりするなど、97ページの表を参考に、季節やその日の体調などにあわせ、バランスよく食べることを心がけましょう。また、**体を冷やす食材は、炒めたり、煮たりといった加熱調理をすることで性質が弱まります。**

難しいときは…

寒い地方の食材、冬が旬の食材には体をあたためるものが多い

全部の食材が当てはまるとはいい切れませんが、体をあたためる食材を選びたいときには、「寒い地方の食べ物」「冬が旬の食べ物」かどうかを目安にすると、覚えやすくなります。

［体を冷やす食材とあたためる食材］

	あたためる	中間（どちらでもない）	冷やす
肉	羊肉・鶏肉・鹿肉	牛肉・豚肉	馬肉
魚	アジ・サバ・イワシ・ウナギ・エビ・カツオ・ブリ・タラ・サケ など	イカ・ハマグリ・スズキ・シラウオ・ヒラメ・タチウオ など	カキ・カニ・シジミ・タコ など
野菜類	しょうが・ねぎ・にんにく・玉ねぎ・にら・唐辛子・大根・かぶ・ごぼう・にんじん・かぼちゃ など	白菜・キャベツ・春菊・じゃがいも・さといも・アスパラガス・もやし・きのこ類 など	トマト・きゅうり・にがうり・なす・とうがん・ほうれんそう・レタス・セロリ・パセリ など
穀物	もち米・玄米・ライ麦	米・とうもろこし	そば・こむぎ
加工品	納豆・チーズ・日本酒・紅茶・中国茶 など		こんにゃく・豆腐・緑茶・コーヒー など
調味料	黒砂糖・みそ・からし・山椒・こしょう・シナモン など	しょうゆ・精製塩・はちみつ など	白砂糖・化学調味料 など

idea 42

調理は加熱が基本

代謝ダウンタイプ　血滞りタイプ　水むくみタイプ　ストレスタイプ

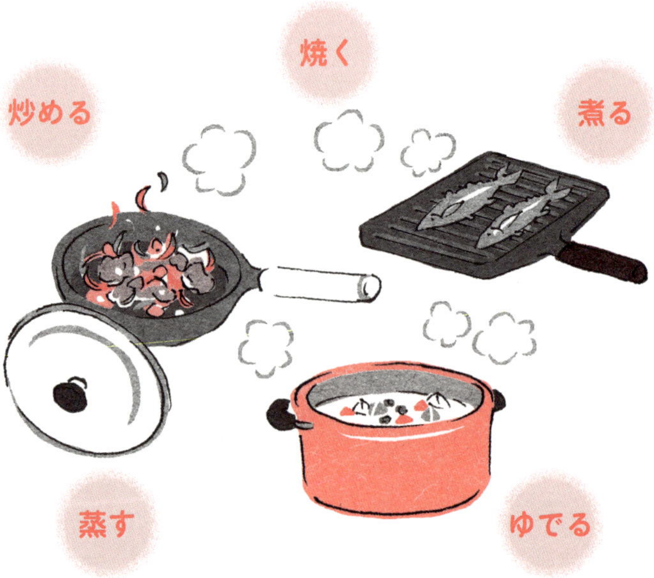

体を冷やさない調理法を選びましょう

体を冷やさないひと工夫として、調理法にも気をつけてみて。生で食べるサラダや刺身、冷やして食べる料理は、料理自体が冷えているので、当然体を冷やします。**揚げる・炒める・焼く・煮る・蒸す・ゆでるなど、加熱したものを食べるようにしましょう。**時間がないときは電子レンジで加熱調理してもいいでしょう。

idea 43

リラックスアイテムとしてお酒も楽しむ

代謝ダウンタイプ　血滞りタイプ　水むくみタイプ　ストレスタイプ

飲みすぎない程度に、好きなものを飲んで

お酒はリラックスアイテムとしてとても有効です。ゆっくりと好きなお酒を飲んでいるときには、身も心もほぐれているはず。「今日も1日終わり」というスイッチOFFのいいきっかけになります。

お酒は好きな種類でOKですが、できればホットワインや日本酒の熱燗、焼酎のお湯割りなど、あたたかいものがおすすめです。冷たいものが飲みたいときは1杯目だけビールを飲むなどメリハリをつけて。梅酒など香りがいい果実酒もいいでしょう。ただし、飲みすぎにだけは気をつけて。

こんな工夫もできます

お酒が飲めない人はノンアルコールのホットドリンクを

お酒が苦手な人は、あたたかい飲み物でリラックスしては。心地よい香りのカモミールやレモングラスといったハーブティーなどがおすすめ。ホットミルクや、108～109ページで紹介しているホットドリンクでもいいでしょう。ほっとあたたまって眠りやすくするものを選ぶと気持ちが安らぎます。

idea 44

甘いものは食後に少しだけ！

代謝ダウン タイプ

血滞り タイプ

水むくみ タイプ

ストレス タイプ

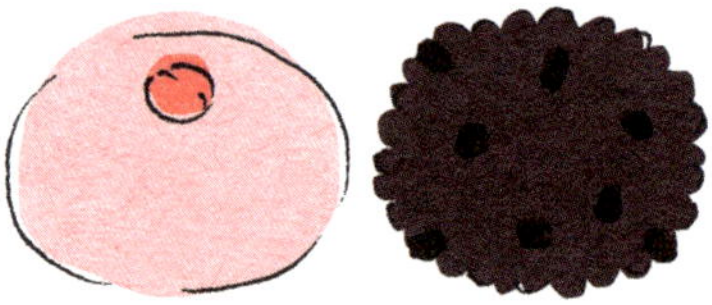

ひと口サイズのおまんじゅうや、小さなチョコレート、焼き菓子など好みのものを選んで。

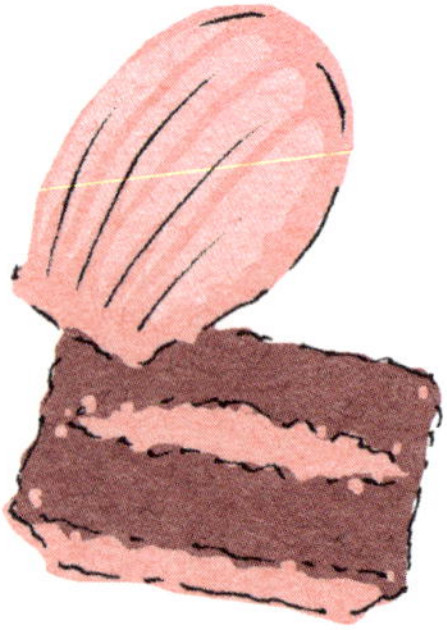

デザートは、上質なものをちょっとだけ

リラックスタイムにスイーツは欠かせない、という人もいるでしょう。食べるならできるだけ食後に。ただ、**白い砂糖には体を冷やすはたらきがあるので、くれぐれも食べすぎないように注意。**量よりも質を意識して、上質なスイーツを少しだけ食べるようにしてみてはどうでしょう。ごほうび感や特別感があるので、満足しやすいはずです。

idea 45

フルーツは常温がおすすめ

代謝ダウンタイプ　血滞りタイプ　水むくみタイプ　ストレスタイプ

体を冷やすはたらきがあるため、常温で少量を

多くの果物には、体を冷やすはたらきがあります。とくに、冷蔵庫で冷やしたものは避けたほうがいいでしょう。鮮度を保つために冷蔵庫に入れる場合も、食べる前に外に出し、できるだけ常温に近い状態で食べましょう。また、果物のなかでもマンゴーやパパイヤなど南国産のものはとくに体を冷やすとされるので、気をつけたほうがいいでしょう。

どんな果物の場合も、食べるなら朝や、体を動かすお昼の時間帯がおすすめ。食べすぎに注意して、旬のものを楽しむ程度にとどめるように心がけておくと○。

こんな工夫もできます

体を冷やしにくいドライフルーツを食べましょう

果物を食べるなら、水分を飛ばしたドライフルーツなら体を冷やしにくいのでおすすめです。美容にもいいですし、日持ちもするのでストックしておくと便利かもしれません。

idea 46

しょうがのレシピ❶
ちょい足しシンプル調味料

代謝ダウンタイプ　血滞りタイプ　水むくみタイプ　ストレスタイプ

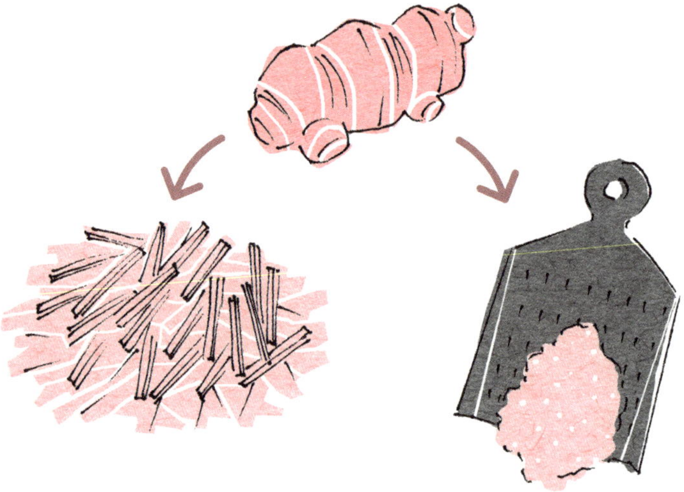

冷えとりに欠かせない、あたため食材の代表

しょうがは**漢方の重要な生薬**で、乾燥させたり、蒸して乾燥させたりして用いますが、**体をあたためる作用が強いうえに健胃作用もある**身近な食材です。

できれば皮ごとすりおろしたり、刻んだりして料理に取り入れましょう。調味料と合わせておくと日持ちしやすいので、日常的に使いやすくなります。気になるレシピがあったら、ぜひ試してみてください。

しょうが酢じょうゆ

材料（つくりやすい分量）

- おろししょうが…大さじ1
- しょうが汁…小さじ1
- 酢（あれば黒酢）…大さじ3
- しょうゆ…大さじ1
- 塩…小さじ½
- みりん…大さじ2

つくりかた

材料をすべて混ぜ合わせる。

※清潔な保存ビンなどに
入れて冷蔵庫で保管し、
２週間以内に食べきる。

おすすめの食べかた

しょうゆと同じように使う。湯豆腐やおひたし、炒め物やスープなどの味つけに使っても。

しょうが塩

材料（つくりやすい分量）

- しょうが…100g（1パック程度）
- 天然塩…100g

※市販のしょうがパウダーに塩を
混ぜて作ってもOK。

おすすめの食べかた

塩のかわりに使える。焼いたり蒸したりした野菜、肉などにつけて食べる。天ぷらなど揚げ物に添えても。

つくりかた

1 しょうがはみじん切りにする。

2 1と塩を一緒にフライパンに入れ、サラサラな状態になるまで中火で炒める。

※清潔な保存ビンなどに
入れて冷暗所で保存し、
２～３週間以内に食べきる。

idea 47

しょうがのレシピ❷
ちょい足し たれ＆ソース

代謝ダウンタイプ　血滞りタイプ　水むくみタイプ　ストレスタイプ

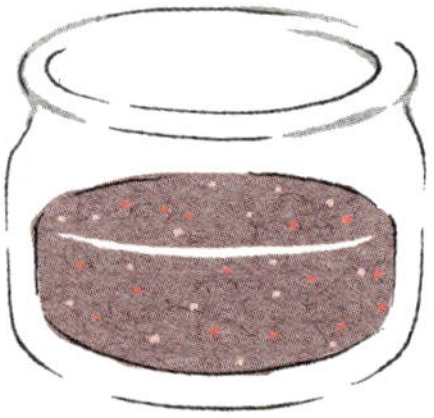

そのままかけたり、味つけに使ったり、普段のおかずに手軽にプラス

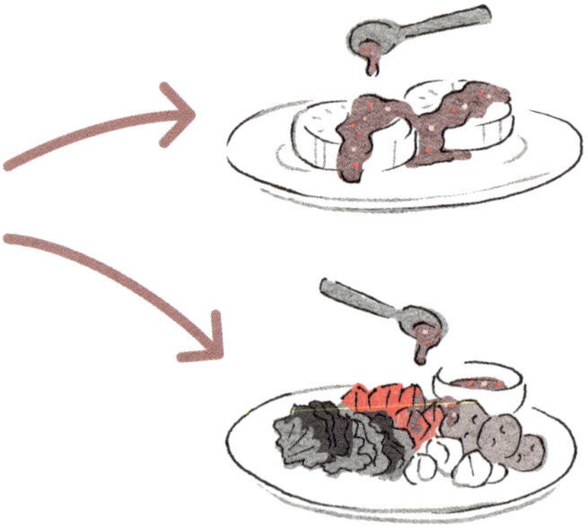

しょうがみそだれ

材料（つくりやすい分量）

- おろししょうが…大さじ2
- しょうが汁…小さじ1
- みそ…200g　●酒…60mℓ
- みりん…65mℓ　●はちみつ…65mℓ

おすすめの食べかた

焼いた厚揚げにのせたり、ふろふき大根に使ったり。焼いた肉のつけだれや、魚のホイル焼きの味つけにも。

つくりかた

1 すべての材料を鍋に入れて混ぜ合わせる。

2 焦げないようにかき混ぜながらはちみつが溶けきるまで弱火で煮立てる。

※清潔な保存ビンなどに入れて冷蔵庫で保管し、2週間以内に食べきる。

しょうがだれ

材料（つくりやすい分量）

- おろししょうが…大さじ2
- しょうが汁…大さじ2
- しょうゆ…40㎖
- 酒…200㎖
- みりん…200㎖
- 昆布…20㎝

おすすめの食べかた

昆布のうまみがあるので、めんつゆのように、さまざまな料理の味つけに使えます。煮物、炒め物の味つけや汁物に。

つくりかた

1. 昆布以外の材料を鍋に入れ、ひと煮立ちさせて冷ます。
2. ふたつきの容器に入れ、昆布を加え、一晩冷蔵庫に入れる。
3. 翌日昆布を取りだす。

※清潔な保存ビンなどに入れて冷蔵庫で保管し、2週間以内に食べきる。

しょうがマヨネーズ

材料（つくりやすい分量）

- おろししょうが…小さじ2
- 卵黄…1個分
- 酢（あれば黒酢）…大さじ1
- 油（あればえごま油）…180㎖
- 天然塩…小さじ½
- こしょう…少々

おすすめの食べかた

市販のマヨネーズと同じように使えばOK。しょうがの風味が和の食材によく合います。シンプルに温野菜や焼いた野菜にかけても。

つくりかた

1. ボウルに卵黄、酢を入れて泡立て器でよく混ぜ合わせ、塩、こしょうを加える。
2. 油を少しずつ加えながらよく混ぜ合わせる。
3. おろししょうがを加え混ぜる。

※清潔な保存ビンなどに入れて冷蔵庫で保管し、1週間以内に食べきる。

idea 48

しょうがのレシピ③

ちょい足しジャム＆シロップ漬け

代謝ダウンタイプ　血滞りタイプ　水むくみタイプ　ストレスタイプ

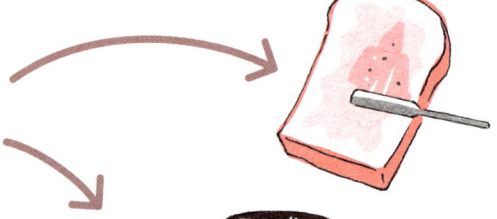

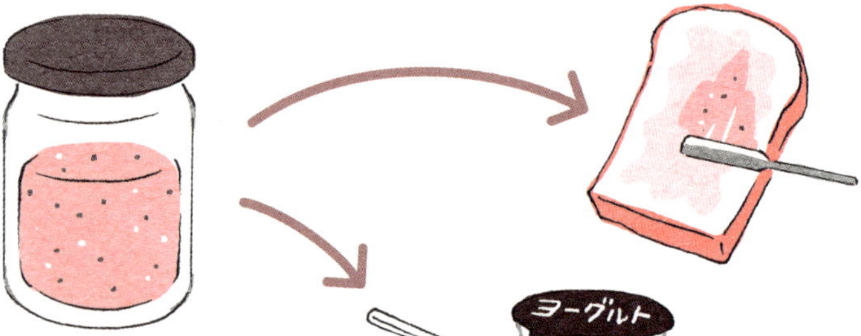

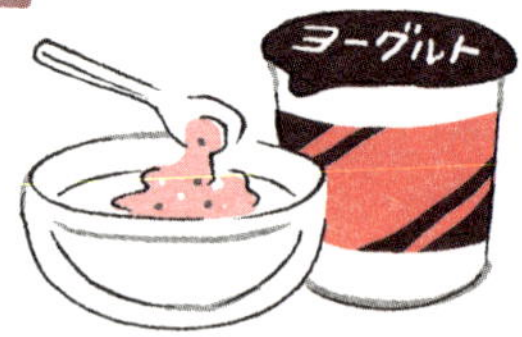

パンやヨーグルトによくあう、スイーツ感覚でちょい足しできるレシピ

しょうがジャム

材料（つくりやすい分量）

- 新しょうが…200g（2パック程度）
- きび砂糖…100g
- はちみつ…大さじ2
- 水…80㎖

つくりかた

1 新しょうがをすりおろす。

2 すべての材料を鍋に入れて混ぜ、弱火で5分加熱する。

※清潔な保存ビンなどに入れ、3カ月以内に食べきる

おすすめの食べかた

普通のジャムと同じく、パンにぬったりヨーグルトに入れたり。煮豚などの甘味づけにも。

しょうがのはちみつ漬け

材料（つくりやすい分量）

- しょうが…200g（2パック程度）
- はちみつ…500g
- レモン（またはゆず）…½個
- しょうが汁…大さじ2
- レモン汁（またはゆず果汁）…½個分

つくりかた

1 しょうが、レモンを薄くスライスする。

2 **1**以外の材料を清潔な保存ビンなどに入れて混ぜ、**1**のしょうがとレモンを漬ける。

※3～4日後から食べられる。
1カ月以内に食べきる

おすすめの食べかた

そのまま食べるのはもちろん、パンにのせたり、お湯や炭酸水で割って。ヨーグルトやクリームチーズにかけても。

しょうが黒みつ

材料（つくりやすい分量）

- 黒砂糖…200g
- 水…200㎖
- しょうが汁…大さじ3

つくりかた

1 黒砂糖と水を鍋に入れて中火にかける。

2 黒砂糖が溶けたら火を弱め、しょうが汁を加えてひと混ぜし、火を止める。

※清潔な保存ビンなどに入れ、
1カ月以内に食べきる

おすすめの食べかた

くずきりやマスカルポーネチーズにかけて。豆乳に混ぜて飲んだり、お湯でうすめて飲んだりしても。

idea 49

しょうがのレシピ❹
体ぽかぽかドリンク

代謝ダウンタイプ　血滞りタイプ　水むくみタイプ　ストレスタイプ

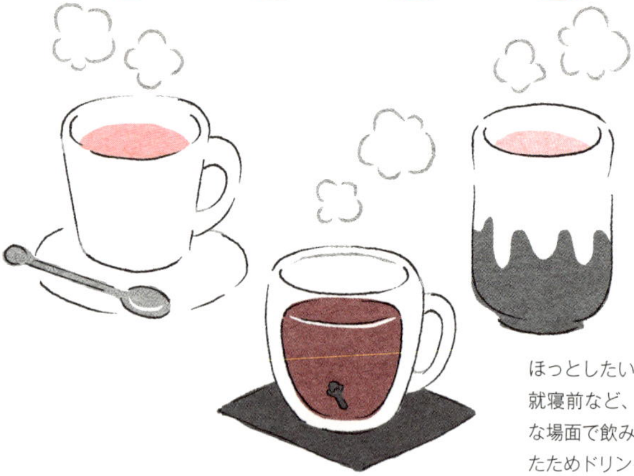

ほっとしたいときや就寝前など、いろんな場面で飲みたいあたためドリンク

黒糖しょうがドリンク

材料（カップ2杯分）

- 黒砂糖（またははちみつ）…大さじ1
- 水…400㎖
- おろししょうが…10g（大さじ1程度）
- シナモン…適量

つくりかた

すべての材料を鍋に入れて混ぜ、黒砂糖が溶けるまで弱火で加熱する。

どんなときに飲む？

朝の目覚めのホットドリンクにおすすめ。ほっとひと息つきたいティータイムにも。

しょうがごま豆乳

材料（カップ1杯分）

- 豆乳…150ml
- おろししょうが…小さじ1/5
- はちみつ…小さじ2
- 白練りごま…大さじ1
- シナモンスティック…1本

つくりかた

1 シナモンスティック以外の材料を鍋に入れて混ぜ、はちみつが溶けるまで混ぜながら弱火で加熱する。

2 カップに注ぎ、シナモンスティックを添える。

どんなときに飲む？

朝、トーストと一緒に飲んでも○。就寝前に気持ちを落ち着ける1杯にも。

しょうがホット赤ワイン

材料（グラス2杯分）

- 赤ワイン…200ml
- 水…200ml
- はちみつ…小さじ1
- きび砂糖…小さじ1
- クローブ…1個
- しょうが…少量
- シナモン…少量

つくりかた

1 しょうがは薄切りにし、すべての材料を鍋に入れて混ぜ、きび砂糖、はちみつが溶けるまで弱火で加熱する。

2 茶こしでこして耐熱グラスなどに注ぐ。

どんなときに飲む？

眠る前のアルコールとしておすすめ。帰宅後、体が冷えきっているときにも。

idea 50

ねぎ&にんにくのレシピ❶
ちょい足し シンプルオイル

代謝ダウンタイプ　血滞りタイプ　水むくみタイプ　ストレスタイプ

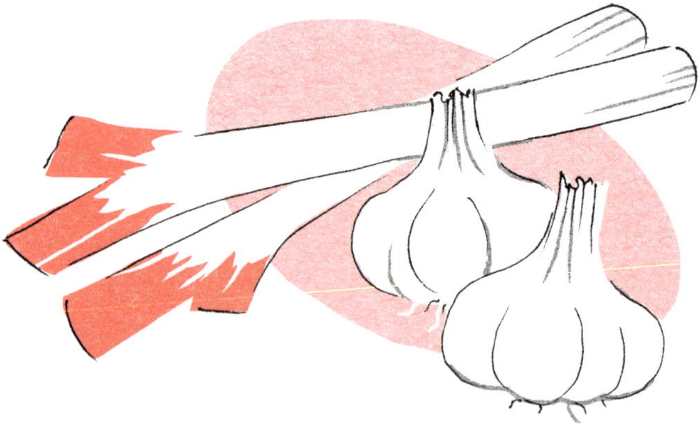

体をあたためる２つの野菜を食事にプラス

ねぎには体をあたためてめぐりをよくする作用があり、冷えによる不調にもはたらきかけます。また、発汗を促したり、むくみを改善したりする作用も。同様に**にんにくにもあたため作用があり、手足の冷えや血行不良などにも効果を発揮。**血液サラサラ効果もあるので、血滞りタイプにはとくにおすすめ。どちらも油と合わせておけば、料理の風味づけに使えて便利。みそやソースに入れれば、薬味の役割もするので料理に加えやすいでしょう。

うま塩ねぎ油

材料（つくりやすい分量）

- 長ねぎ（白い部分）…50g（中1本程度）
- 粉山椒…適宜
- 塩…小さじ½
- ごま油（透明なタイプ）…50mℓ

つくりかた

1 長ねぎをみじん切りにして、粉山椒と塩をまぶしておく。

2 鍋にごま油を入れて、煙が出る直前まで鍋底から火が出ない程度の強火で加熱する。

3 耐熱容器に**1**を入れ、**2**をかけて混ぜる（やけどに注意）。

※清潔な保存ビンなどに入れ、1週間以内に食べきる

おすすめの食べかた

中華の炒め物や汁物、肉を焼くときのつけだれに。しょうゆなどと合わせて、ゆで野菜のドレッシングに使っても。

ガーリックオイル

材料（つくりやすい分量）

- オリーブオイル…100mℓ
- にんにく…50g
- 鷹の爪（好みで）…適量
- ローズマリー（好みで）…適量

つくりかた

1 オリーブオイルにスライスしたにんにくを入れる。

2 弱火でゆっくり加熱し、香ばしい香りがしてにんにくがキツネ色になったら火を止める。

3 好みで鷹の爪やローズマリーを入れる。

※清潔な保存ビンなどに入れ、1カ月以内に食べきる。

おすすめの食べかた

パスタやサラダ、カルパッチョなどイタリア料理によく合います。洋風の炒め物や、トマトソースなどにも使えます。

idea 51

ねぎ&にんにくのレシピ❷

ちょい足し たれ&みそ

代謝ダウンタイプ　血滞りタイプ　水むくみタイプ　ストレスタイプ

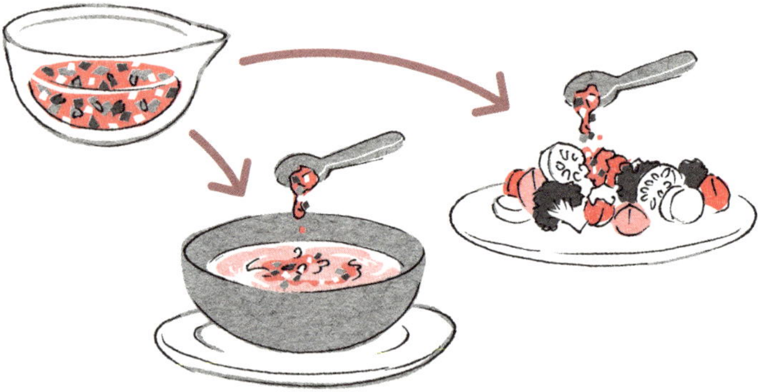

ねぎだれ

材料（つくりやすい分量）

- 長ねぎ…100g（中1本程度）
- しょうが…½かけ
- しょうゆ…大さじ2　●酢…大さじ2
- 酒…大さじ1　●砂糖…大さじ½
- ごま油…大さじ1　●鷹の爪…2本

おすすめの食べかた

焼いた肉や魚にかけたり、冷や奴にかけたり。肉や魚を漬けこんでから焼いてもおいしい。

つくりかた

1 長ねぎはみじん切りにし、しょうがはすりおろす。

2 すべての材料を混ぜ合わせる。

※清潔な保存ビンなどに入れて冷蔵庫で保管し、1週間以内に食べきる。

ガーリック肉みそ

材料（つくりやすい分量）

- 鶏ささみ肉…200g（4本）
- にんにく…1かけ
- A［塩、酒…各少々］
- オリーブオイル…大さじ½
- みそ…100g
- きび砂糖…大さじ4
- 酒…大さじ1

おすすめの食べかた

レタスで巻いたり、きゅうりやにんじんなどスティック野菜のディップに。焼きなす、ジャージャー麺にのせても。

つくりかた

1 鶏ささみ肉にAをふりかけてしばらくおき、蒸し器で蒸して冷まし、細かく裂く。

2 鍋にオリーブオイルとにんにくのみじん切りを入れて、軽く色づくまで弱火で炒める。

3 1を2に入れて軽く炒め、みそ、きび砂糖、酒を入れてかたくなるまで練る。

※清潔な保存ビンなどに入れて冷蔵庫で保管し、2週間以内に食べきる

中華風みそベース

材料（つくりやすい分量）

- 長ねぎ…50g（中½本程度）
- おろししょうが…大さじ2
- にんにくのみじん切り…大さじ1
- しいたけ…4枚
- 鷹の爪（好みで）…1本
- 白すりごま…大さじ4
- みそ…大さじ4
- ごま油…大さじ1

おすすめの食べかた

蒸した肉や野菜にかけて。昆布だしに溶かすとトンコツ風ソースに。炒めものの味つけに使っても。

つくりかた

1 長ねぎはみじん切りにし、しいたけは細かく刻む。

2 1、にんにくのみじん切り、おろししょうがをごま油で中火で炒める。

3 好みで鷹の爪を入れ、白すりごま、みそを加え混ぜる。

※清潔な保存ビンなどに入れて冷蔵庫で保管し、2週間以内に食べきる

column

強い冷えや急な冷えを感じたら、病院へ

冷えは体質や生活習慣に起因する場合が多いのですが、まれに下記に挙げたような病気が原因で起こることもあります。

日常的に体が冷えていると、冷えているのが当たり前になってしまいがち。全身の冷えに加えて、急に冷えるようになった、体の片側だけが冷える、冷えによる痛みやしびれがある、冷えで体の色が変わっている（顔色が悪い、指先が白いなど）、疲れやむくみがとくにひどいなどの項目に当てはまる人は、一度医師の診断を受けたほうがいいかもしれません。

病気が原因で起こる冷え

心臓の病気

心臓のポンプ作用が弱まることで、体のすみずみに血が届かず、冷えが起こる場合があります。

貧血

酸素を運ぶヘモグロビンの不足で、動悸・立ちくらみやめまいのほか、冷えを感じることも。

甲状腺《こうじょうせん》機能低下症《きのうていかしょう》

代謝を高める作用を持つ「甲状腺ホルモン」が不足して熱不足となり、体全体が冷えます。

膠原病《こうげんびょう》

免疫システムの異常で起こる病気。手足の色が白や紫色になったり、手足に強い冷えを感じる場合も。

Part
5

冷えとりアイディア
リラックスタイム編

ストレッチ
idea 65-67

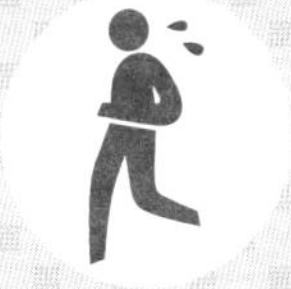
エクササイズ
idea 52-53

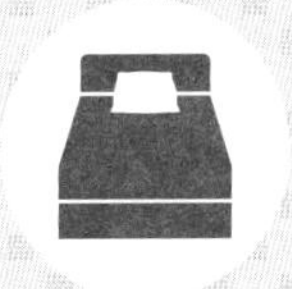
睡眠
idea 68-73

お風呂
idea 54-60

マッサージ
idea 61-64

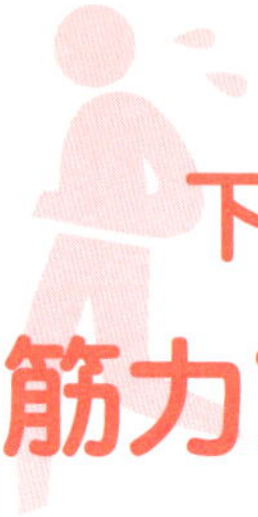

idea 52

下半身のエクササイズ 筋力アップでむくみも予防

代謝ダウン タイプ　血滞り タイプ　水むくみ タイプ　ストレス タイプ

下半身を鍛えると、全身の冷え改善にもつながる

筋肉は、熱をつくる工場の役割を持つ重要な場所。工場が増えるほど熱は生み出されやすくなりますから、**筋力アップは冷え改善への近道**でもあります。

とくに**下半身には太ももなど大きな筋肉があるため、鍛えることで効率的に筋力アップがはかれます。**また、筋肉には全身に行き渡った血液を押し戻す役割もあります。下半身の筋力がアップすれば、体の中心部へスムーズに血液を戻せるようになり、むくみの予防にもつながります。

エクササイズのポイント

1 **少しずつでも毎日続ける**
筋肉は動かさないとすぐに減ってしまいます。できる範囲の運動量で毎日続けることが大切です。

2 **無理にがんばりすぎない**
これまで運動の習慣がなかった人は、少しずつ回数を増やすなどして、急に体に負担をかけないように気をつけましょう。

3 **エクササイズの前後にストレッチを**
急に運動するとケガをしやすいので、エクササイズ前には、かたまった体をほぐすストレッチを。運動後には疲労が蓄積するのを防ぐために、再度ストレッチを行います。

［足のエクササイズ］

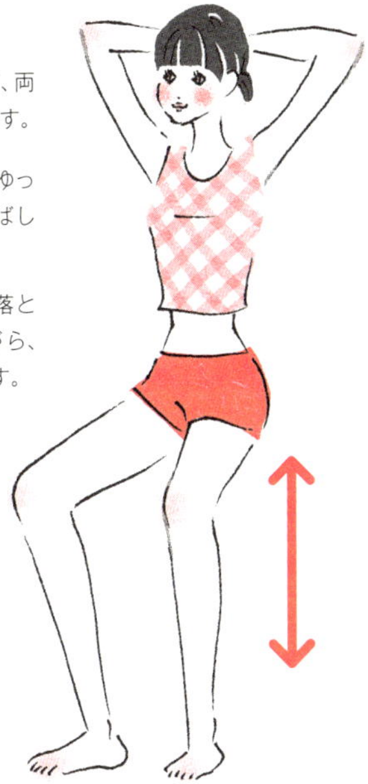

1 足を肩幅程度に開いて、両手を頭の後ろで組みます。

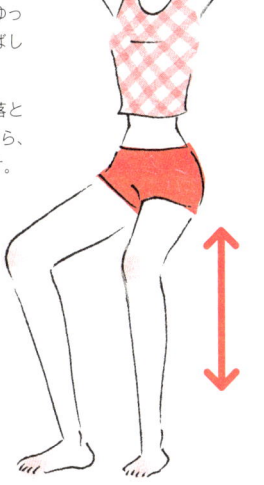

2 背筋は伸ばしたまま、ゆっくりとひざを曲げ伸ばしします。

3 ひざの高さまで腰を落とすように注意しながら、20回を目標に行います。

［ヒップアップのエクササイズ］

1 ひざと手をついて、右手と左足を同時に上げて水平に伸ばします。

2 あごが上がらないように注意しながら、目線は手の先を見て20秒キープ。

3 手足の左右を入れ替え、同様に20秒キープ。3セットを目標に行います。

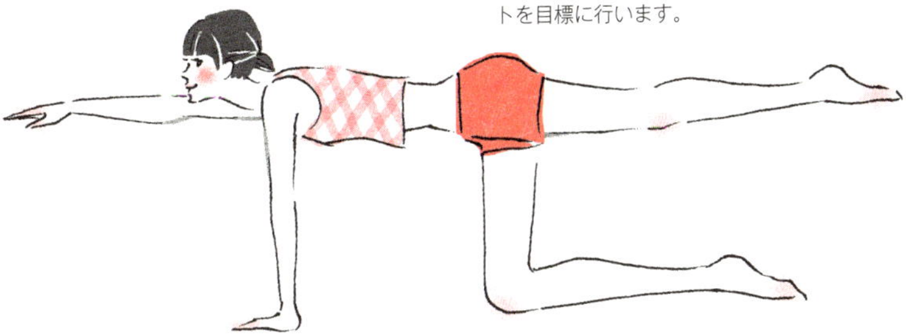

idea 53

上半身のエクササイズ こりもまとめて解消

代謝ダウン タイプ　血滞り タイプ　水むくみ タイプ　ストレス タイプ

こわばりやすい筋肉を動かして、冷えとこりを改善

こりかたまりやすい首や肩は、普段から血流が滞りやすく、疲労もたまりやすい場所。エクササイズで筋肉を動かして血のめぐりがよくなれば、**冷えはもちろん、こりの解消にもつながります。**また、おなかや背中を鍛えることできれいな姿勢がキープしやすくなり、**姿勢の悪さから起こる肩や首のこり、腰痛の予防**にもなります。

［腕のエクササイズ］

1. 座ってひざを軽く曲げます。
2. 両手を肩幅くらいに開いて体の後ろにつきます。
3. 体重を支えながら、ひじの曲げ伸ばし。20回を目標に行います。

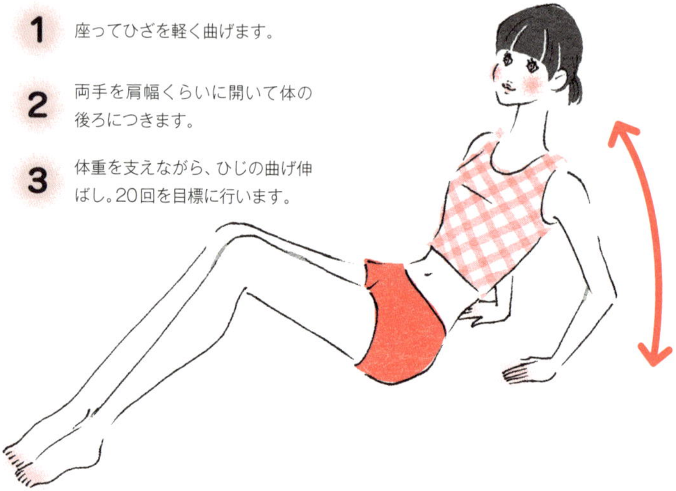

［おなかのエクササイズ］

1 ひざを立ててあおむけに寝ます。

2 両手をみぞおちに置いて上半身を起こし、へそを見ながら10秒キープ。

3 上半身を起こすときに、首を動かさないよう注意しながら、20回を目標に行います。

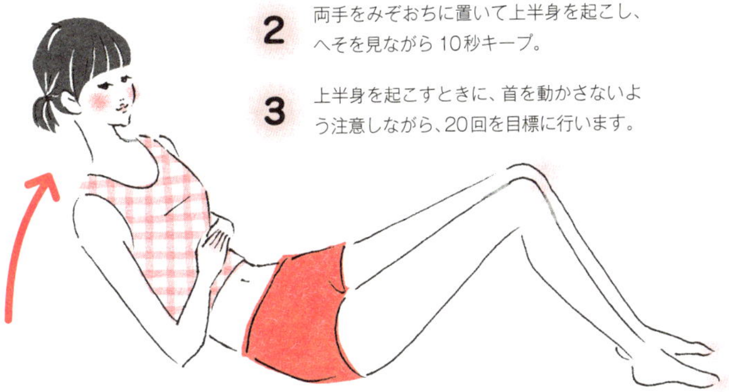

［背中のエクササイズ］

1 タオルを首の後ろでピンと張って持ちます。

2 頭の少し上くらいまで上げ下げします。15回を目標に行います。

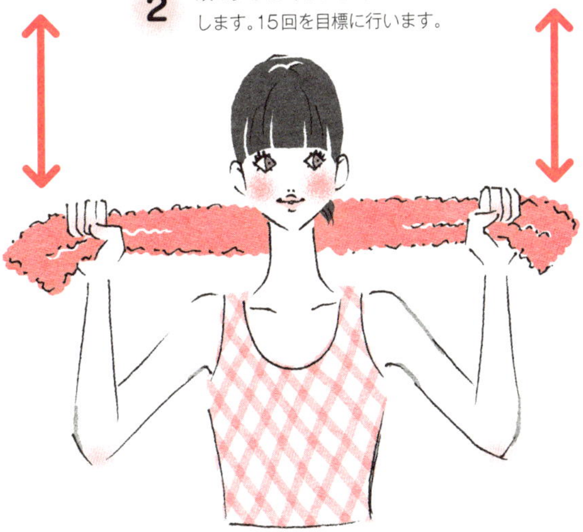

idea 54

ぬるめのお湯で20〜30分の半身浴

代謝ダウンタイプ　血滞りタイプ　水むくみタイプ　ストレスタイプ

38〜40℃のお風呂で、芯からあたたまる

冷えとりの切り札ともいえる入浴。コツをおさえれば、手軽に大きな効果が期待できます。ポイントは、**38〜40℃のぬるめのお湯で下半身を中心にあたためる**こと。時間は**20〜30分が目安**です。末梢血管が開いて血流が促され、体の芯からぽかぽかしてきます。また、ぬるめのお湯は**副交感神経を優位にしてリラックスへと導く温度**。読書やDVD鑑賞を楽しみながら、入浴タイムを充実させてもいいでしょう。

「熱いお湯のほうがあたたまる」と思われがちですが、それは間違い。体の表面があたたまるだけで、入浴後すぐに冷めてしまいます。交感神経が刺激されて、血行も悪くなりやすいのでできるだけ避けましょう。

難しいときは…

お風呂に入れないときはシャワーを長めに浴びる

湯船に入る時間がなくシャワーだけですませるときには、シャワーを浴びる時間を少し長めすると、体があたたまります。シャンプーをする前に頭から長めに浴びると、あたため効果だけでなく、首・肩へのマッサージ効果も期待できます。

［効果的な半身浴のポイント］

お湯は胸の下くらいまでが、長く楽に入れる湯量の目安です。

足首を回すなどのエクササイズ、マッサージ、ツボ押しを行うと血のめぐりが一層アップ。

上半身が冷えないよう、肩からタオルをかけて。

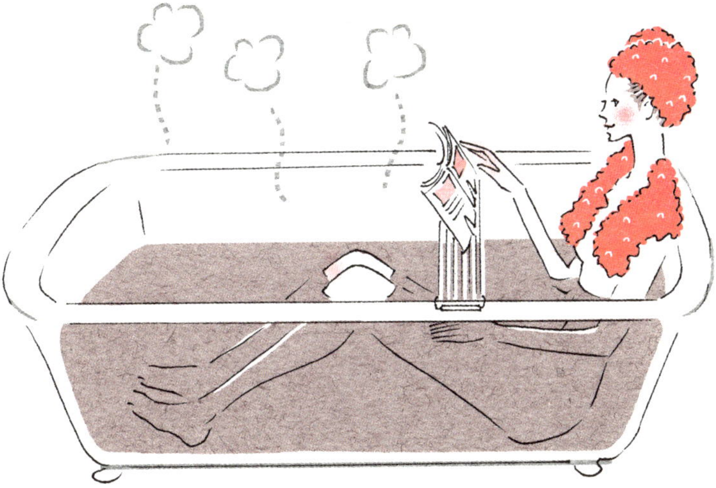

読書をするときには、ブックスタンドがあると腕が疲れず便利。防水仕様のテレビやDVDプレーヤーなどのアイテムも活用し、リラックスできる環境づくりを。また、冷たい飲み物を入浴後に飲むと体が冷えるので、浴室に持ちこんで入浴中に少しずつ飲みましょう。

idea 55

血めぐりUPの交代浴におうちエステをプラス

代謝ダウンタイプ　血滞りタイプ　水むくみタイプ　ストレスタイプ

血管の収縮を促しながら、体もきれいに磨き上げて

半身浴の効果を短時間で得られるのが、いつものお風呂で湯船に入ったり出たりをくり返す交代浴。お湯に入っている間は血管がひらき、外に出ると血管が縮むので、**血管の収縮が促され、血行が促進されるうえ、入浴後の保温効果も長く持続されます。**

湯船の外に出ているタイミングでボディケアやヘアケアを行えば、冷えとりとビューティーケアが同時にできて一石二鳥。さらに、湯船に入っている間にマッサージを行えば完璧。お風呂の時間がぜいたくなエステタイムに早変わりです。水圧によるマッサージ効果があるので、湯船にはじっと入っているだけでもOKです。

半身浴と同様、**お湯はぬるめの38～40℃。**湯船の外に出ている間は湯冷めしないように注意しましょう。

難しいときは…

シャワーだけのときも事前に浴室をあたためて冷えを防止

シャワーだけでお風呂を済ませるときに注意したいのが、寒い浴室にいる間に体が冷えてしまうこと。浴室に入る前に、熱いシャワーを浴室全体にかけ、あたためておくといいでしょう。同様に、可能ならヒーターなどを使って脱衣所もあたためておいて。

［交代浴＆おうちエステの手順例］

STEP 1 頭と体を洗い、トリートメント

通常の入浴と同じように頭と体を洗った後、髪のトリートメントをします。

そのまま湯船へ

STEP 2 お湯の中で足のマッサージ

お湯に入っている間は、むくみやすい足のマッサージを。足首を回して足先の血行を促しても。

湯船から出る

STEP 3 洗い流して顔のパック

湯船から出たら髪のトリートメントを洗い流し、今度は顔のパックをします。

そのまま湯船へ

STEP 4 上半身のツボ押し

こりやすい上半身のツボ押しを。肩を軽く回すなどしてもいいでしょう。

湯船から出る

STEP 5 角質除去などのボディケア

肌がやわらかくなっているので、スクラブなどで角質ケアをします。

idea 56

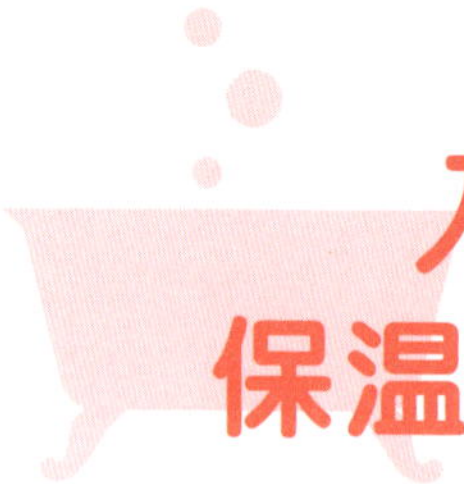

入浴剤で保温効果アップ

代謝ダウンタイプ　血滞りタイプ　水むくみタイプ　ストレスタイプ

入浴に「あたため効果」と「リラックス効果」をプラス

入浴剤は、お風呂のあたため効果をさらにアップさせてくれるアイテム。入浴後に**湯冷めをしにくくする働き**も。温泉のもとやデトックスを促すもの、保湿効果が高いものなどさまざまなタイプが市販されていますから、好みのものを選んで、バスタイムを楽しく演出しましょう。香りのいいバスオイルやバスソルト、発泡するタイプなど、**リラックスにつながるものならなおいい**でしょう。

湯船につかっている間、じっとしていると時間が長く感じてしまいますが、数種類の入浴剤を買っておいて、「今日はどれにしようかな？」と気分にあわせて選べば、毎日のお風呂が楽しみになるはず。

また、125ページではあたため効果が期待できる入浴アイテムを紹介していますので、ぜひ試してみてください。

［あたためたいときの入浴アイテム］

日本酒

発汗作用や保湿効果があり、血行も促してくれます。浴槽にコップ1～2杯分入れるだけでOK。種類はおうちにあるものや安いものでかまいません。

エッセンシャルオイル

体をあたためる働きのあるジュニパーベリー、ネロリなどがおすすめですが、自分がリラックスできる香りのものでOK。浴槽に5滴以内をたらします。(※)

バスソルト

お湯に溶かして使う入浴用の塩。塩が溶けたお湯と肌との間の浸透圧の関係で、老廃物の排出が促されます。新陳代謝も活発になり、血行も促進。

炭酸ガス入り入浴剤

しゅわしゅわと泡立つのが特長の入浴剤。炭酸ガスが皮膚から吸収されることで血行が促進されるので、あたため効果が期待できます。

※妊娠中の方は使用を避けてください。直接肌につけることも避け、異常を感じた場合には使用をやめて医師の診断を受けてください。

idea 57

好きな香りでリラックス

代謝ダウンタイプ	血滞りタイプ	水むくみタイプ	ストレスタイプ

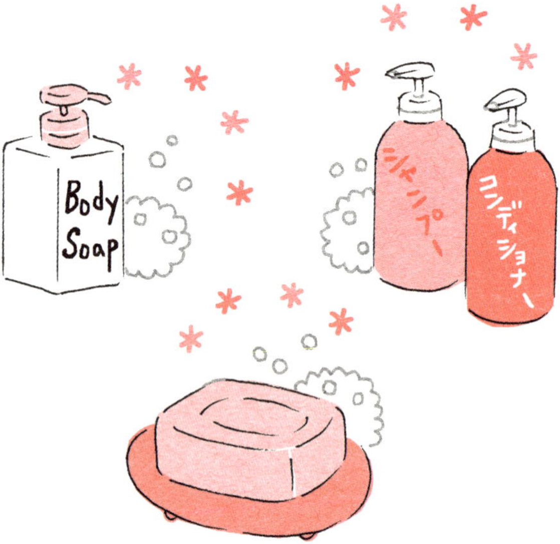

いい香りに包まれて、心身の緊張をゆるめる

お風呂は、湯船につかってあたたまるだけでなくリラックスタイムとしても有効です。**緊張した体と心をOFFモードに切り替え、1日を終わりに向かわせるスイッチ**としてじょうずに使いましょう。時間がなくシャワーですませることが多くても、ボディーソープやせっけん、シャンプーなどを**自分が好きな香りにするだけで、より深くリラックスできる**ようになります。

idea 58

入浴後はすぐ服を着て髪を乾かす

代謝ダウンタイプ　血滞りタイプ　水むくみタイプ　ストレスタイプ

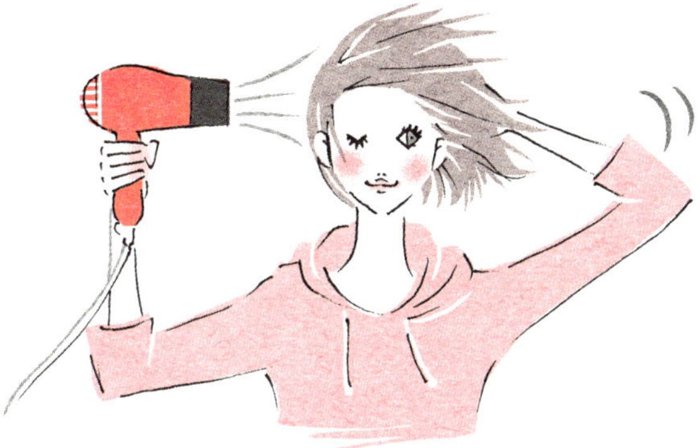

すばやく水分を取り除き、体温をキープ

半身浴（120ページ）や交代浴（122ページ）で体の芯からあたたまっても、湯冷めしてしまっては台なし。お風呂から出た後は**体の水分をすばやくふきとって、すぐに服を着ましょう。**同じタイミングで靴下もはくとベストです。部屋が寒い場合にも体が冷えますから、入浴前にあたためておくといいでしょう。

また、お風呂上がりはついついのんびりして、濡れた髪をそのままにしてしまいがち。自然に乾くのと同時に熱が逃げていくので、**タオルで髪の水分をしっかり取り、ドライヤーできちんと乾かす**ようにしましょう。

夏はクーラーや扇風機で涼みたくなりますが、直風で体を冷やしすぎないように注意して。

idea 59

お風呂に入れないときは足湯でぽかぽか

代謝ダウンタイプ　血滞りタイプ　水むくみタイプ　ストレスタイプ

熱めのお湯に足をつけ、下半身をあたためる

調子が悪いときや、お風呂に入りたくないときには、室内で手軽にあたたまることができる足湯を。下半身全体があたためられるので、足先の冷えが辛いときはもちろん、腰の冷え、生理痛が辛いときにもおすすめです。

バケツやたらいなどにお湯を入れますが、**温度は半身浴よりも少し高めの40～42℃。途中でぬるくなったら熱いお湯を足し、30分ほど足をつけます。**お湯には、**血管が密集している足首までつけることが大切。**できれば、ふくらはぎまであたためられるとベストです。入浴後は普通のお風呂と同様、湯冷めしないようしっかり水分をふいてすぐに靴下をはきましょう。

難しいときは…

ホットタオルで足をあたためる

足湯の準備がめんどうなときや、手ごろなバケツやたらいがない場合は、ホットタオルで足をあたためましょう。保湿効果もあるので、皮膚が乾燥しているときにもおすすめ。ぬらしたタオルを軽く絞り、電子レンジで１分程度あたためるだけ。タオルが冷めたら再びあたためて。小さめのタオルで、同時に目元や首などをあたためてもいいでしょう。

［好きなことをしながら、足湯でリラックス］

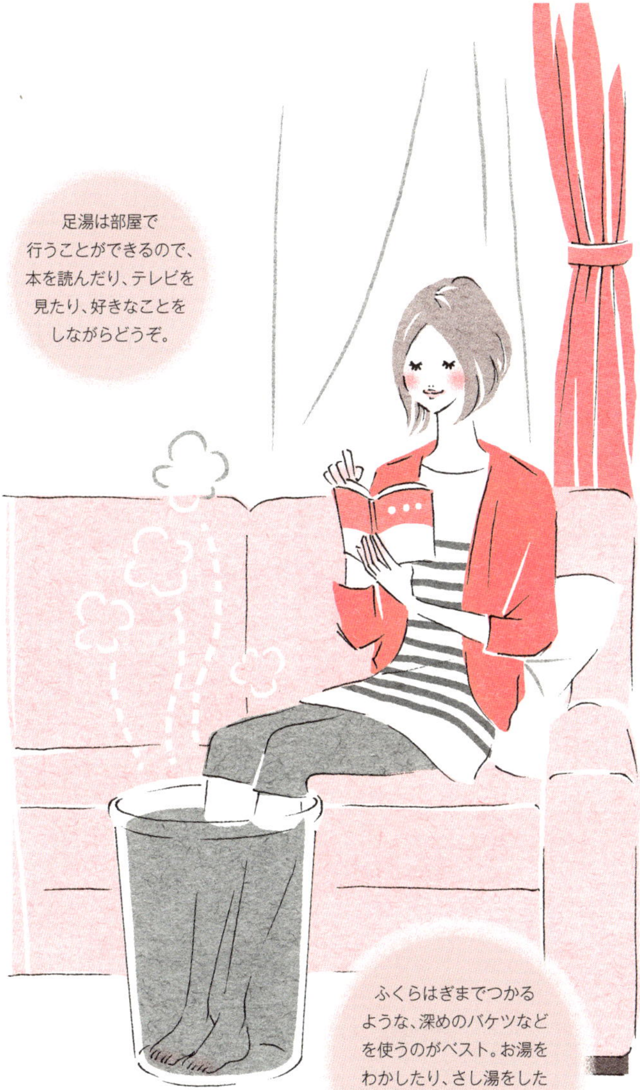

足湯は部屋で
行うことができるので、
本を読んだり、テレビを
見たり、好きなことを
しながらどうぞ。

ふくらはぎまでつかる
ような、深めのバケツなど
を使うのがベスト。お湯を
わかしたり、さし湯をした
りする手間が省ける、フッ
トバスも便利です。

idea 60

手浴で冷えた指先もあったか

代謝ダウンタイプ　血滞りタイプ　水むくみタイプ　ストレスタイプ

かじかんだ指先を、お湯ですばやくあたためる

冬はもちろん、エアコンで冷えた室内に長時間いると、指先が冷えてかじかんでしまうということ、ありませんか？ そんなときにぜひ試してほしいのが手浴。

足湯と同様、**40〜42℃の熱めのお湯を洗面器などにはって、手をつけるだけ。**10分ほどひたしていると、手がぽかぽかになります。

手先の血行がよくなることで、肩こりの解消にもつながります。また、同じく肩こり解消効果が期待できる方法に、同じ温度のお湯に5分間ひじだけをつける「ひじ浴」もあります。

こんな工夫もできます

手浴の後に、同じ洗面器を使ってフェイスサウナを

手浴で使ったお湯を一度捨て、やけどに注意して熱湯を洗面器に入れます。そのまま3分くらい冷ました後、タオルを頭からかぶって顔に蒸気を浴びるだけ。顔があたたまるだけでなく毛穴も開くので、洗顔前などに行ってもいいでしょう。

［手浴のポイント］

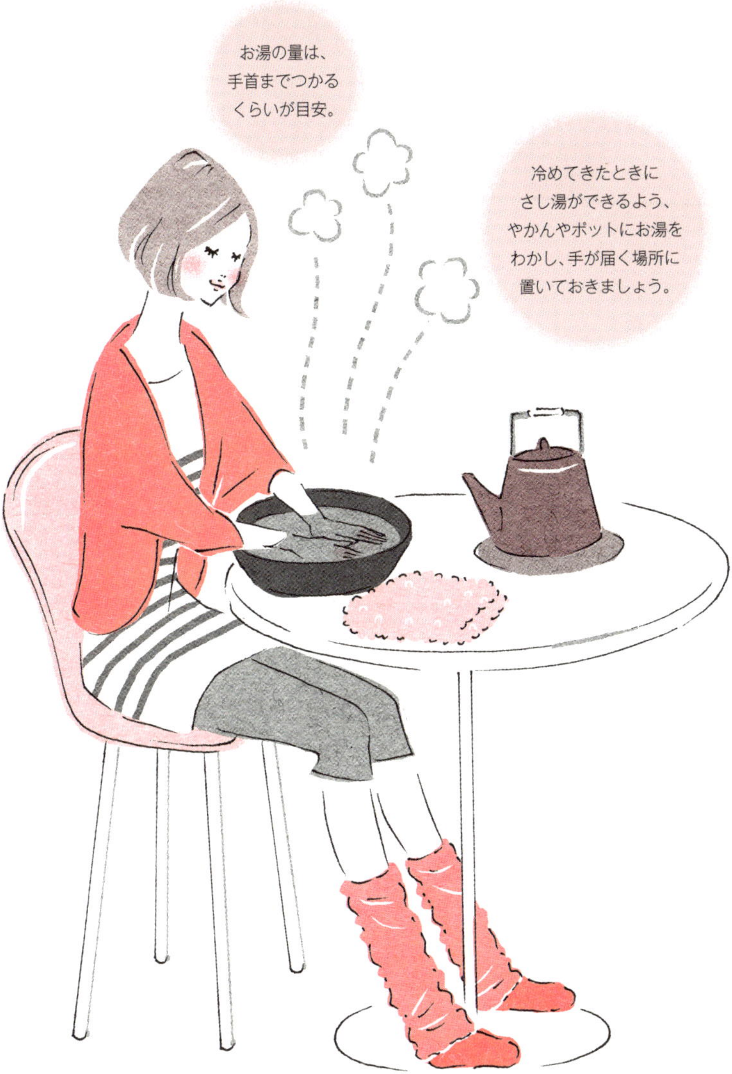
お湯の量は、
手首までつかる
くらいが目安。
冷めてきたときに
さし湯ができるよう、
やかんやポットにお湯を
わかし、手が届く場所に
置いておきましょう。

idea
61

足先のマッサージ
冷えやすい部位を重点ケア

代謝ダウン タイプ　血滞り タイプ　水むくみ タイプ　ストレス タイプ

冷えが出やすい部位から、じっくりもみほぐす

寒い場所にいるときなどはとくに、足先の冷えが気になりやすいもの。実際に、冷えの症状が最初にあらわれやすい場所でもあります。**体の末端にあることで血行が悪くなりがちなので、重点的にケア**をしましょう。

やさしくマッサージをしながら、ツボも一緒に刺激するとより効果的です。右ページで紹介しているもの以外にも、足には体のさまざまな不調に働きかけるツボがたくさん。それらも刺激するイメージで、全体的によくマッサージするように心がけるといいでしょう。

マッサージのポイント

1 **爪は切って、手は清潔に**
マッサージを行う前には手を洗い、清潔な状態に。肌を傷つけないよう、爪もきちんと切っておくようにしましょう。

2 **体があたたまっている入浴後に行う**
あたたまっているうえ、体がほぐれてリラックスしている入浴後は、マッサージを行うのにベストなタイミングです。

3 **気持ちいいと思う範囲で**
強く押しすぎるのは逆効果。気持ちいいと思う程度の力加減で、もんだりさすったりしていきましょう。

［足の甲のマッサージ］

足の甲全体を、指先でぎゅっと押し、ほぐすようにマッサージします。太衝とそのまわりも、気持ちよく感じる程度に押して。

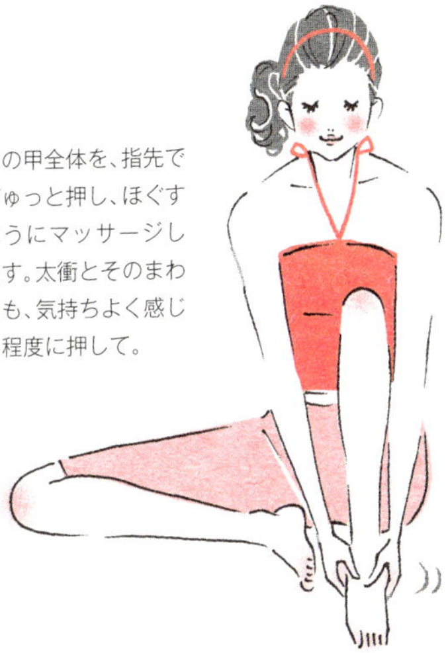

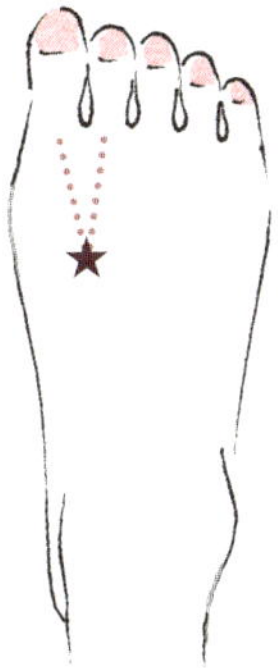

太衝（たいしょう）

足の甲側、親指と人差し指の骨の間にあるツボ。冷えや冷えのぼせに

［足の裏のマッサージ］

足の裏全体を、親指の腹で押すようにしながらマッサージ。湧泉の周辺ももみほぐして。

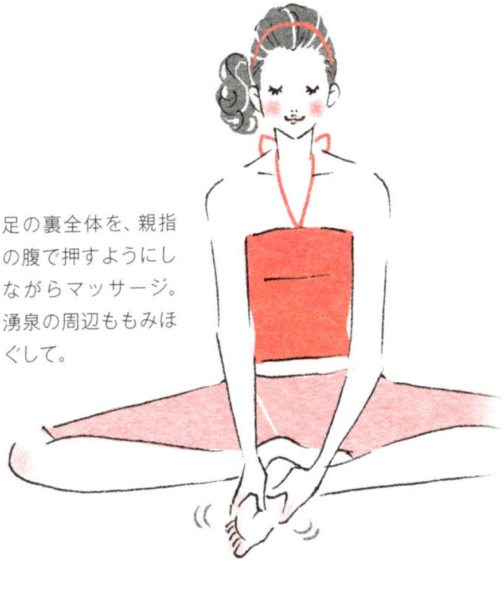

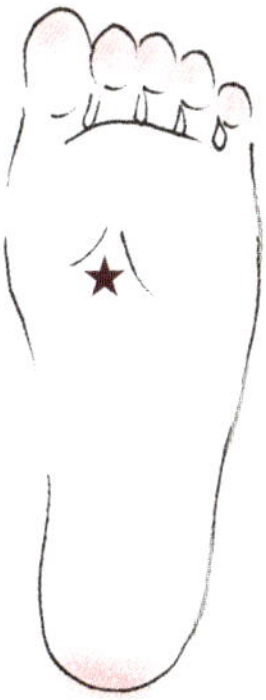

湧泉（ゆうせん）

足の親指を内側に曲げるとできるくぼみ。新陳代謝アップに

idea
62

ふくらはぎと太もものマッサージ
たまった疲れをほぐす

代謝ダウン タイプ　血滞り タイプ　水むくみ タイプ　ストレス タイプ

下半身の冷えを改善し、むくみもスッキリ

ふくらはぎや太ももは、心臓からめぐってきた**血を上半身へと押し戻すポンプの役割を持つ場所。**マッサージで血行を促せば、**下半身だけでなく全身の冷え解消**にもつながります。

また、太ももとふくらはぎは、冷えによって老廃物やリンパ液がたまりやすくなっていることも。マッサージでめぐりをスムーズにすることで、むくみも改善されていきます。

できればやってみて

オイルを使って マッサージ効果アップ

体のさまざまな部位をマッサージするときに便利なのがオイル。すべりがよくなってマッサージの効果も高まり、肌がひっぱられて痛いということも防げます。保湿効果もあるので肌もしっとり。

オイルを使うときには一度手にとってあたためてから肌につけると、寒い時期にもひんやりせず、肌にもなじませやすくなります。

［ふくらはぎから太もものマッサージ］

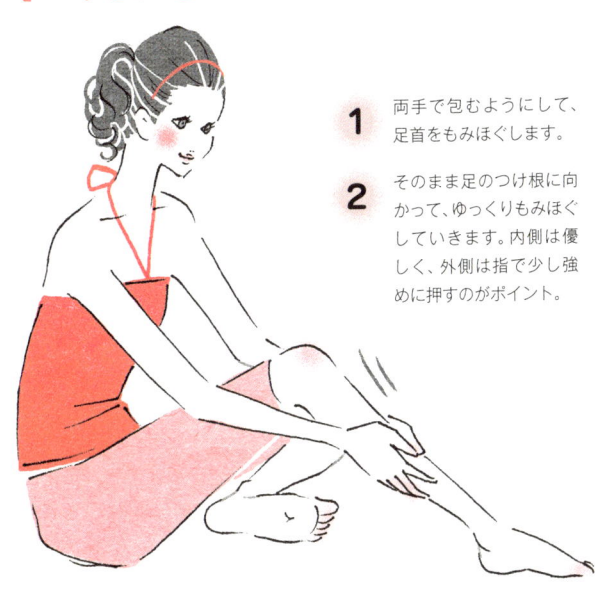

1 両手で包むようにして、足首をもみほぐします。

2 そのまま足のつけ根に向かって、ゆっくりもみほぐしていきます。内側は優しく、外側は指で少し強めに押すのがポイント。

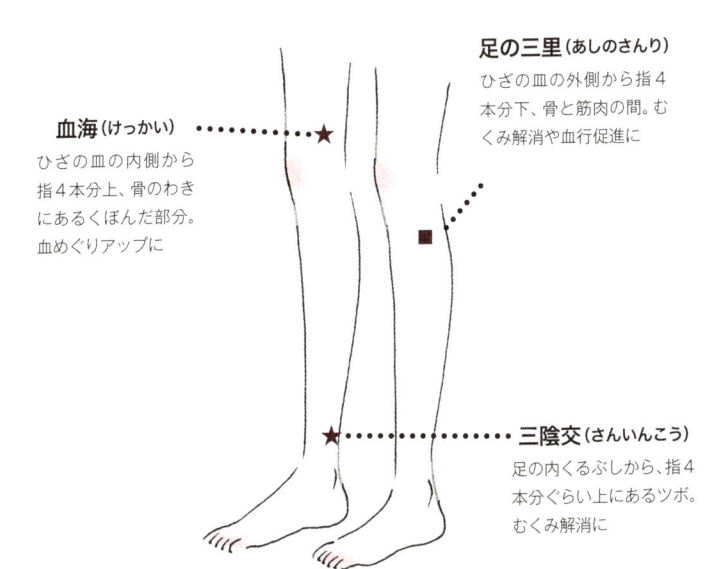

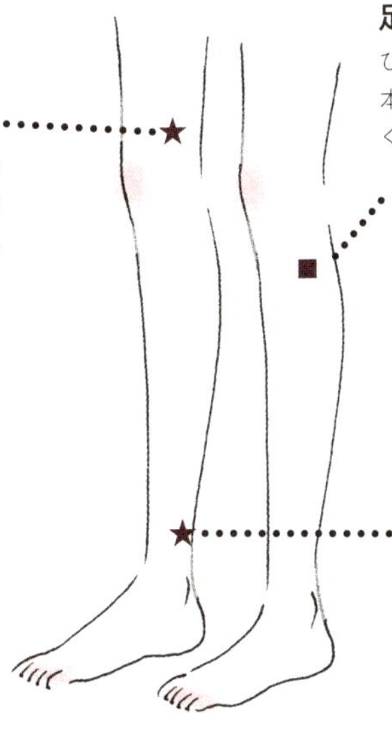

idea
63

おなかと腰のマッサージ 腰痛や胃腸の不調も改善

代謝ダウン タイプ

血滞り タイプ

水むくみ タイプ

ストレス タイプ

冷えやすい腰、冷えに弱い腹部をケア

内臓のなかでも、とくに胃腸は冷えの影響を受けやすい場所。おなかが冷えることで下痢や便秘を引き起こしてしまうこともあります。**おなかまわりには重要なツボもたくさんあります**から、それらを刺激しながらゆっくりとマッサージをしましょう。

さらに、腰は女性にとって冷えやすい部位。下腹部にある子宮や卵巣は鬱血しやすいため、体の構造的にどうしても冷えてしまいがちです。**生理痛や腰痛が辛い人はマッサージを習慣に**して日常的に血のめぐりをスムーズに整えていくといいでしょう。

こんな工夫もできます

すきま時間に洋服の上からツボ押し

本書ではマッサージをしながら自然とツボも押せるように紹介していますが、時間がないときには服の上からツボを押すだけでもOK。「少し痛いけれど気持ちいいくらい」の強さで、1つのツボにつき1分くらいを目安に押しましょう。ツボの位置には個人差がありますが、基本的には骨のそばにあります。骨のそばのくぼみなどを押して、刺激を感じる部分を探してみましょう。

［おなかのマッサージ］

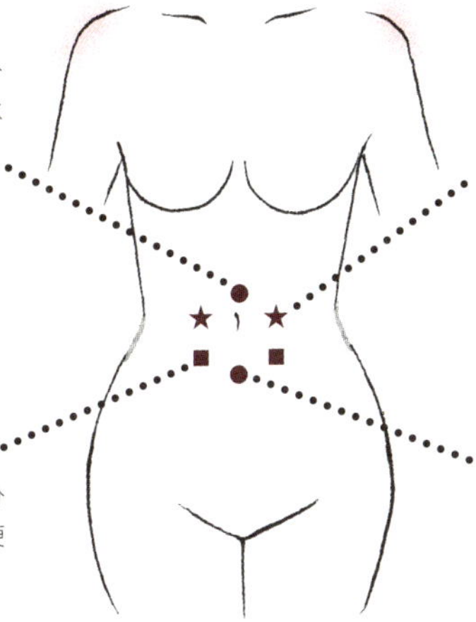

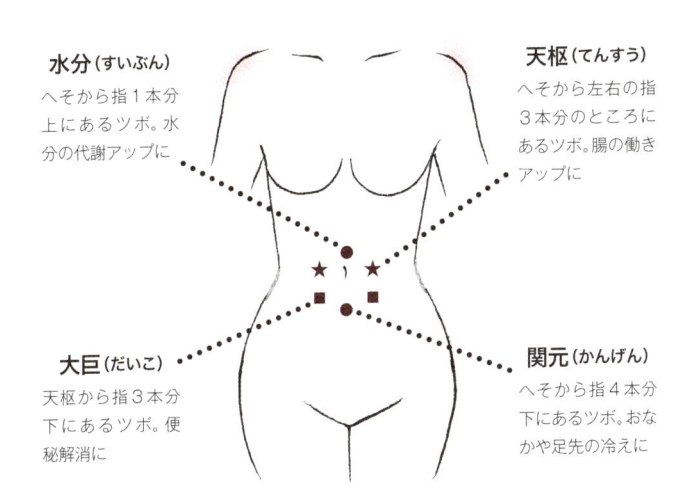

水分（すいぶん）
へそから指１本分上にあるツボ。水分の代謝アップに

天枢（てんすう）
へそから左右の指３本分のところにあるツボ。腸の働きアップに

大巨（だいこ）
天枢から指３本分下にあるツボ。便秘解消に

関元（かんげん）
へそから指４本分下にあるツボ。おなかや足先の冷えに

［腰のマッサージ］

両手で腰（ウエスト）を挟むようにして、親指で背骨の両側をぎゅっと押す。

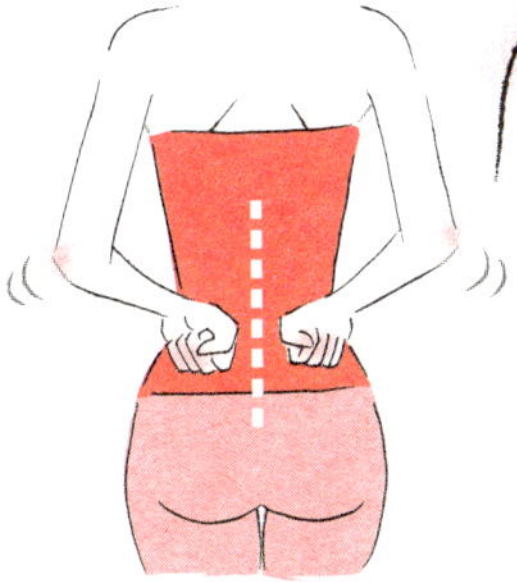

力が入りにくいときは、手をグーにしてゴシゴシとこするように押しても。

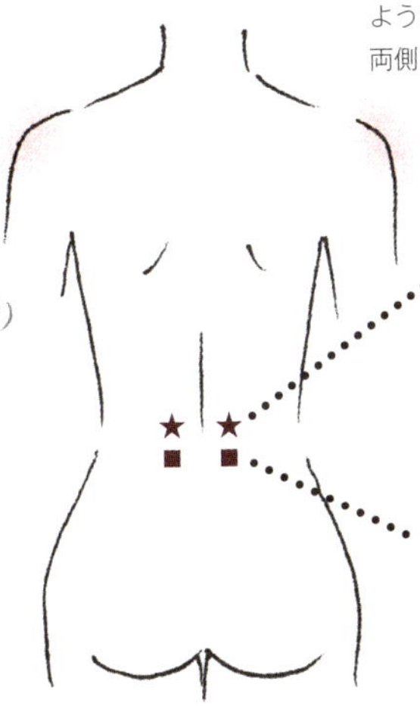

腎兪（じんゆ）
へその高さで腰に手をおくと自然に親指が届くところ。全身の不調、疲労、腰の痛みや月経不順に

大腸兪（だいちょうゆ）
背骨の真ん中の筋肉と骨盤が交差する場所にあるツボ。全身の不調や疲労、腰痛に

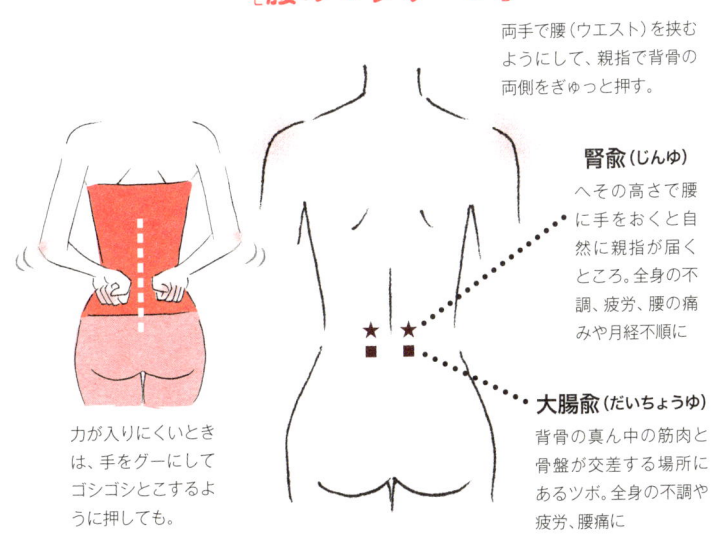

idea 64

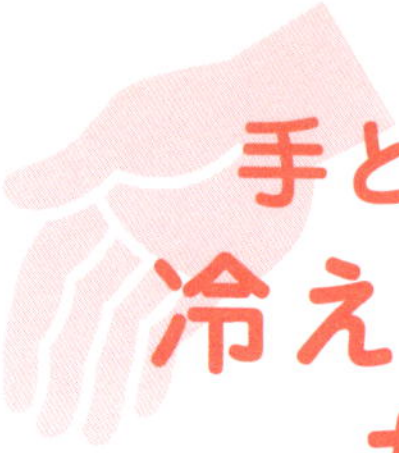

手と腕のマッサージ 冷えやすい手先をあたためて

代謝ダウンタイプ　血滞りタイプ　水むくみタイプ　ストレスタイプ

冷えやすい体の末端を、しっかりケア

寒い時期にはびっくりするほど冷たくなりがちな手先。体の末端で特殊な血管構造のため、冷えやすい部位です。また、パソコンに向かって仕事をしている人にとって、**手や腕は1日中動かして酷使している部位。**肩とは違って普段はケアをおこたりがちですが、**意外にこりかたまって、疲れがたまっています。**

手や腕の疲れや筋肉のこわばりは肩こりの要因にもなりますから、意識的にマッサージをしましょう。

おすすめアイテム

ツボ押しグッズも活用して

マッサージをしながらのツボ押しに、市販されているグッズを取り入れるのもおすすめ。木製やプラスチック製のツボ押し棒を使うと、指で押すときよりもピンポイントに力が入り、楽に刺激することができます。最近では、ツボの位置がわかる靴下や手袋なども発売されているので、ツボの位置を知りたい人にはおすすめです。

［手から腕のマッサージ］

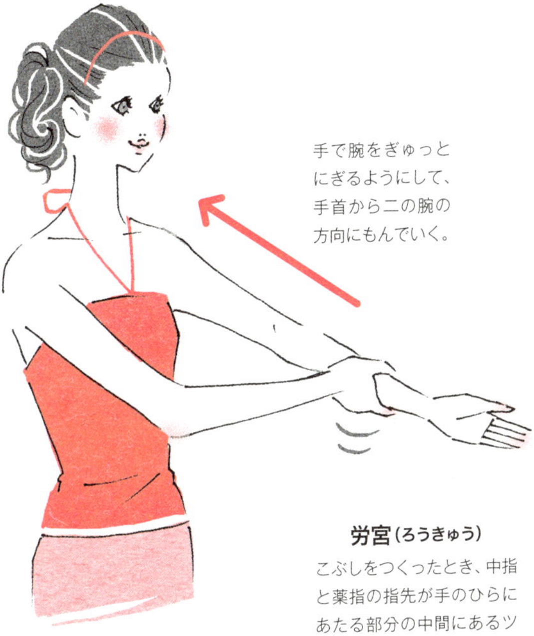

手で腕をぎゅっとにぎるようにして、手首から二の腕の方向にもんでいく。

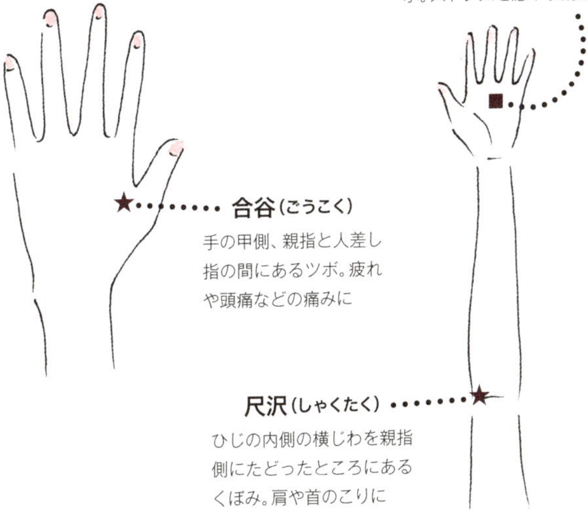

労宮（ろうきゅう）

こぶしをつくったとき、中指と薬指の指先が手のひらにあたる部分の中間にあるツボ。ストレスを癒やす効果が

合谷（ごうこく）

手の甲側、親指と人差し指の間にあるツボ。疲れや頭痛などの痛みに

尺沢（しゃくたく）

ひじの内側の横じわを親指側にたどったところにあるくぼみ。肩や首のこりに

idea 65

足のストレッチ
疲れがたまった筋肉をほぐす

代謝ダウンタイプ　血滞りタイプ　水むくみタイプ　ストレスタイプ

冷えやむくみが悪化する前に、疲れをリセット

座りっぱなし、立ちっぱなしでいることが多く、運動をする機会もないと、足の筋肉はかたくなってしまいます。もともと足は血行が滞りやすい部位なので、**日々の疲れをそのままにせず、こまめにリセットする習慣**を身につけましょう。

また、体の中でも大きな筋肉である太ももやふくらはぎは、こわばりをほぐすことで、体の中心部へとスムーズに血を送り戻せるようになります。

ストレッチのポイント

1. **「伸ばす➡ゆるめる」をくり返す**
筋肉をぐーっと伸ばした後は、必ず力を抜いて筋肉をゆるめます。伸ばす・ゆるめるのくり返しが刺激となり、血の流れがよくなります。

2. **気持ちいい程度に行う**
たくさんしたほうが効果がありそうだからと、無理に伸ばすのはNG。筋肉を痛めてしまうこともありますから、あくまで気持ちいい程度に。

3. **体があたたまっている入浴後に**
マッサージと同様、体があたたまり、筋肉もほどよくほぐれている入浴後がおすすめのタイミング。

［太ももからふくらはぎのストレッチ］

1 足を伸ばして座り、上半身をゆっくりと倒します。

2 首や背中が曲がらないように気をつけながら、ふくらはぎから太ももまで、足の裏側全体を伸ばします。

3 そのまま10秒キープ。10回を目標に行います。

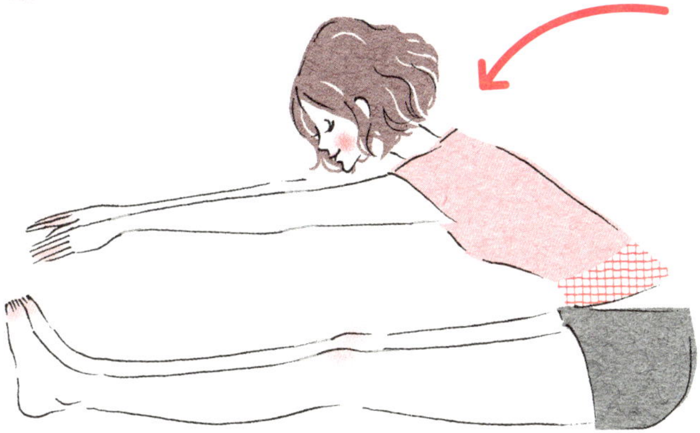

［足首のストレッチ］

1 足を伸ばして座ります。

2 足をゆっくり前に倒しては戻す動作を20回を目安に行います。

3 その後、ゆっくりと足首を回します。

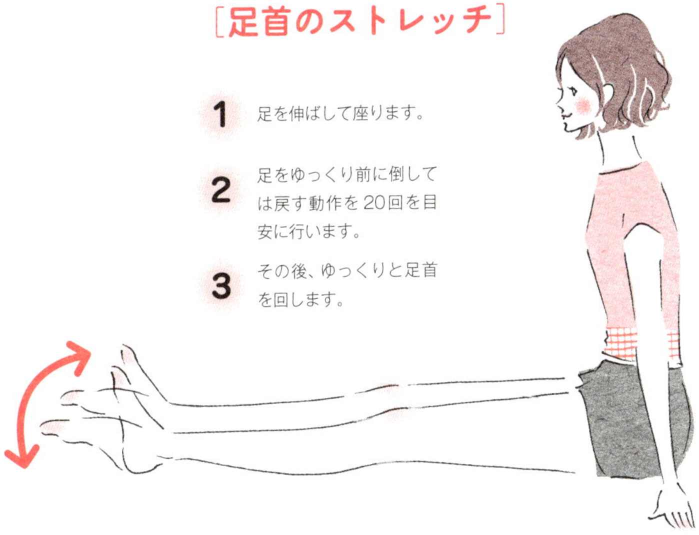

idea 66

腰と股関節のストレッチ
腰の血流をスムーズに

代謝ダウン タイプ　血滞り タイプ　水むくみ タイプ　ストレス タイプ

血が滞りやすい部位を、ほどよく刺激

子宮や卵巣など、複雑な構造の臓器を持つ女性は、もともと骨盤内の血が滞りやすいもの。それゆえ腰まわりも冷えやすくなるのです。普段からこまめに行うのが一番ですが、**生理痛が辛いときはとくに念入りに、腰から股関節までをストレッチでゆるめ**、血流の滞りをスムーズにしましょう。

［腰のストレッチ①］

1 あおむけに寝て両ひざを抱えます。

2 体を前後にゆらして腰の筋肉をゆるめます。10回を目安に行います。

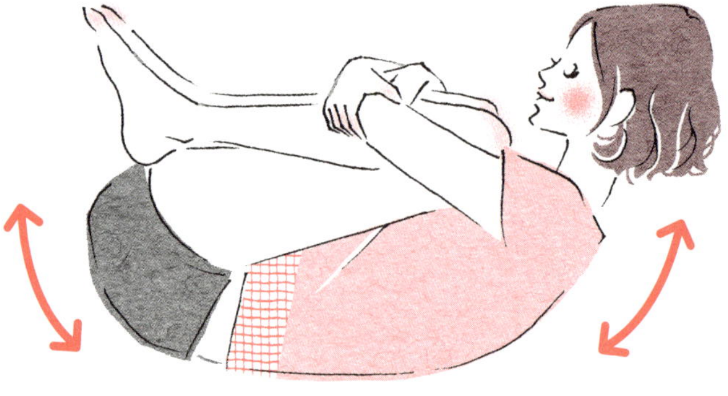

［腰のストレッチ②］

1 あおむけに寝て、両腕は床につけたまま片足を上げます。

2 腰をひねるようにして逆側の足のほうに倒し、床につけた状態で20秒キープ。

3 反対側も同様に行います。

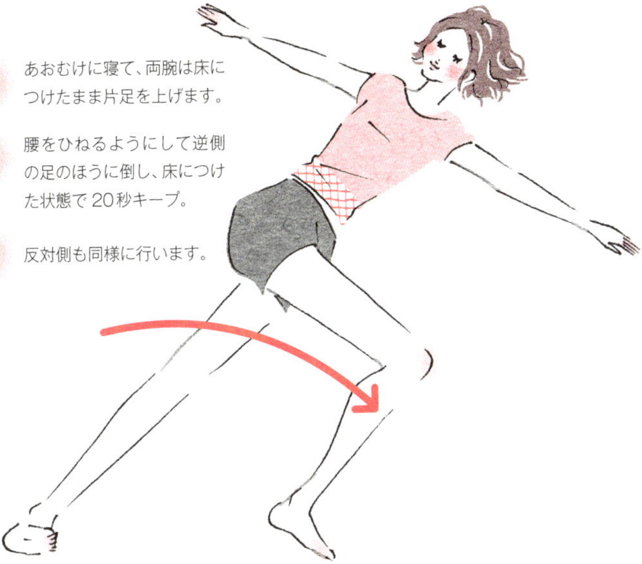

［股関節のストレッチ］

1 足を伸ばして座り、片足を曲げて足首を反対側の足の太ももにのせます。

2 ひざが床につくように上から押し、10秒キープ。反対側も同様に行います。

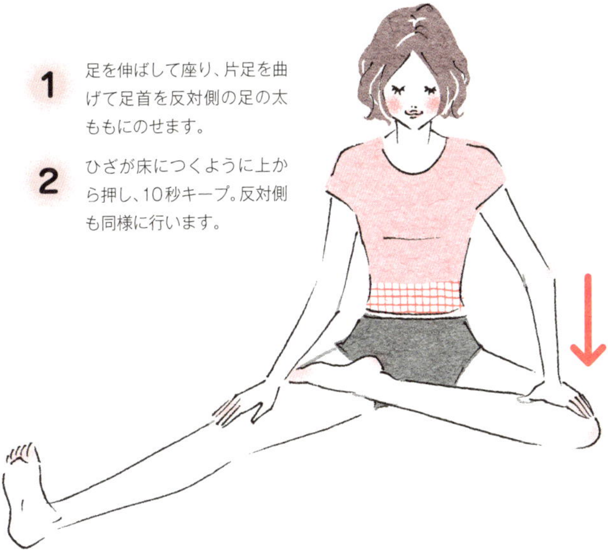

idea 67

上半身のストレッチ
パソコン疲れにさよなら

代謝ダウンタイプ　血滞りタイプ　水むくみタイプ　ストレスタイプ

しぶといこりをしっかりほぐして、冷えも改善

長い時間同じ姿勢でパソコンに向かっていた後、無意識に肩をまわしたり、首をひねったりしていませんか？ 思い当たったら、肩と首が緊張している証拠です。

日々のこりや疲れが蓄積していくと、血のめぐりが悪くなって冷えが悪化する要因に。毎日のリラックスタイムに、こりかたまった筋肉をほぐしてパソコン疲れを解消しましょう。

［首のストレッチ］

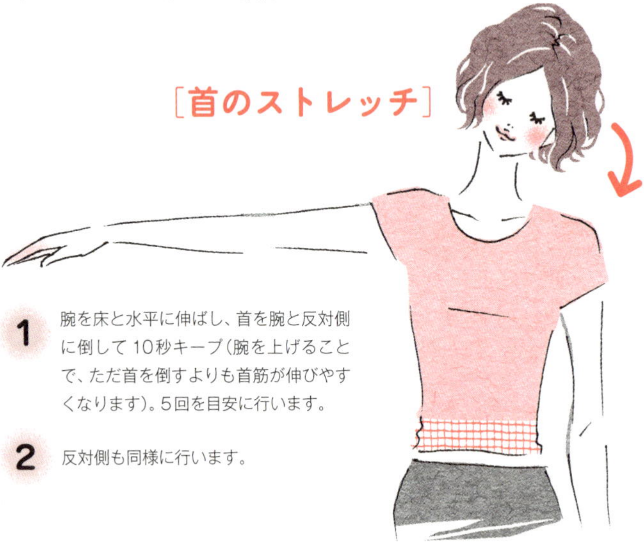

1. 腕を床と水平に伸ばし、首を腕と反対側に倒して10秒キープ（腕を上げることで、ただ首を倒すよりも首筋が伸びやすくなります）。5回を目安に行います。
2. 反対側も同様に行います。

［腕のストレッチ］

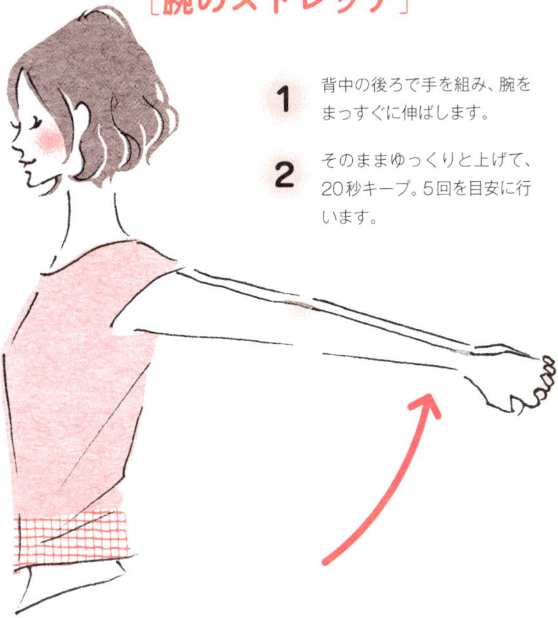

1 背中の後ろで手を組み、腕をまっすぐに伸ばします。

2 そのままゆっくりと上げて、20秒キープ。5回を目安に行います。

［背中のストレッチ］

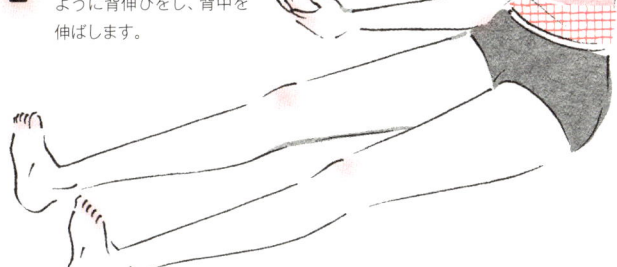

1 足を伸ばして座り、背中を丸めてボールを抱えるような姿勢で、へその辺りを見て10秒キープ。

2 両手を組んで体を反らせるように背伸びをし、背中を伸ばします。

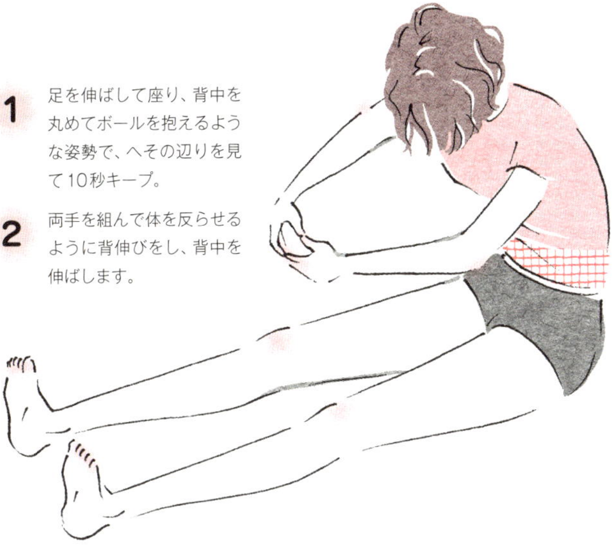

idea 68

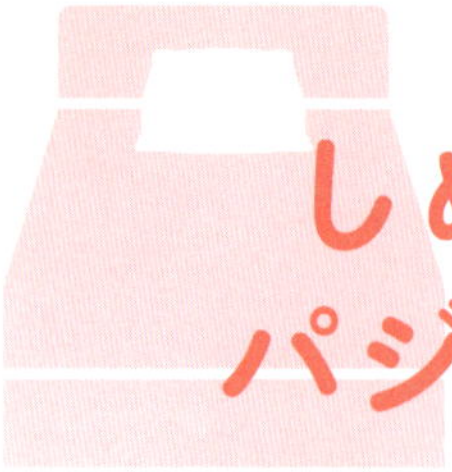

しめつけない パジャマを選ぶ

代謝ダウンタイプ　血滞りタイプ　水むくみタイプ　ストレスタイプ

ゆったりして動きやすく、冷えない服装を

寝ている間は体温が下がりますが、**冷えるからといって着こみすぎるのはNG。**重ね着しすぎて動きにくいと、寝苦しくて睡眠の妨げに。パジャマはゆったりとしたものを選びましょう。また、**睡眠中は意外にたくさん汗をかくので、とくに夏は吸湿性・放湿性のよい素材を。**

手足が冷たいときには、しめつけ感のない靴下をはいてもいいでしょう。指が開いた状態をキープして血のめぐりをよくする５本指靴下で、通気性がよくあたたかいシルク（絹）製がおすすめです。

また、ブラジャーをつけたまま寝ると、血管が圧迫されて冷えやむくみの原因に。どうしてもつけたい場合には、カップつきのキャミソールなどを選んで。ショーツもブラジャーと同様、しめつけ感のないゆったりしたものをはくのが理想的です。

できればやってみて

冷えが気になる人は 靴下の重ねばきを

足先の冷えが気になる人、寒くて眠れないという人は、シルクの五本指ソックスの上にウールなどの大きめの靴下を重ねばきすると、よりあたたかくなります。ただし、足をしめつけないように注意しましょう。

［夏と冬の理想的なパジャマ］

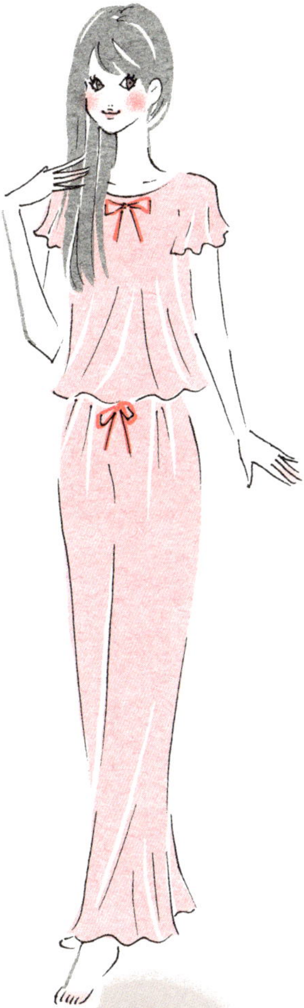

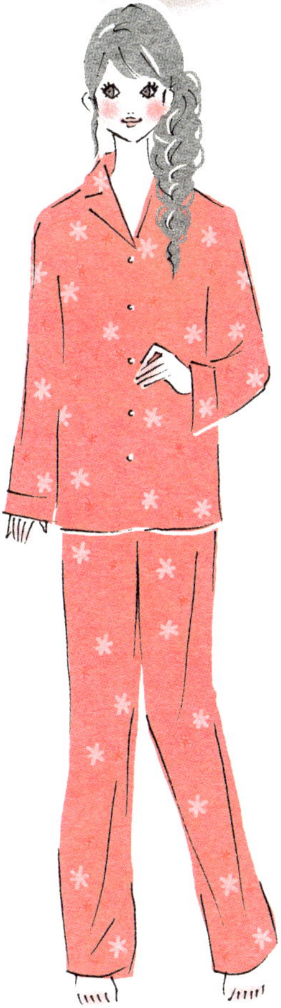

冬

長袖長ズボンのパジャマで、素材はあたたかく軽いフリースやネルを。重ね着でしめつけすぎないよう注意。

夏

暑いときには半袖でもOKですが、肩とおなかはカバーして。素材は吸湿性・放湿性の高い綿やシルク（絹）を選びましょう。

idea 69

心地よく眠れる環境を整える

代謝ダウンタイプ　血滞りタイプ　水むくみタイプ　ストレスタイプ

心地よい空間づくりで、上質な眠りへと導く

睡眠時は、1日のなかでも一番のリラックスタイム。疲れを癒やし、次の日への活力を養う大切な時間です。**寝具や空間づくりの工夫で、ストレスなく眠れる準備をしておくことが大切。**

シーツや枕カバー、布団は、睡眠中ずっと直接肌に触れるものなので、38～39ページで紹介した下着素材と同様、触り心地がよく、吸湿性や放湿性の高いものを選びましょう。常に清潔に保つことも忘れずに。

寝ている間は体温が低下するため、日中よりも体が冷えやすくなります。睡眠中は体温の調節機能がすぐに対応できない状態にあるので、**体が冷えないように室温や湿度も調節を。**どんなに暑くても薄手の布を1枚はかけるようにして。

できればやってみて

こまめに布団を干して湿気をとばす

寝ている間は思っている以上にたくさん汗をかいているもの。その湿気は、布団に吸収されています。湿った布団は体を冷やすので、こまめに干すようにしましょう。もちろん、布団乾燥機を使って乾燥させても大丈夫です。

［気持ちよく眠れる環境づくり］

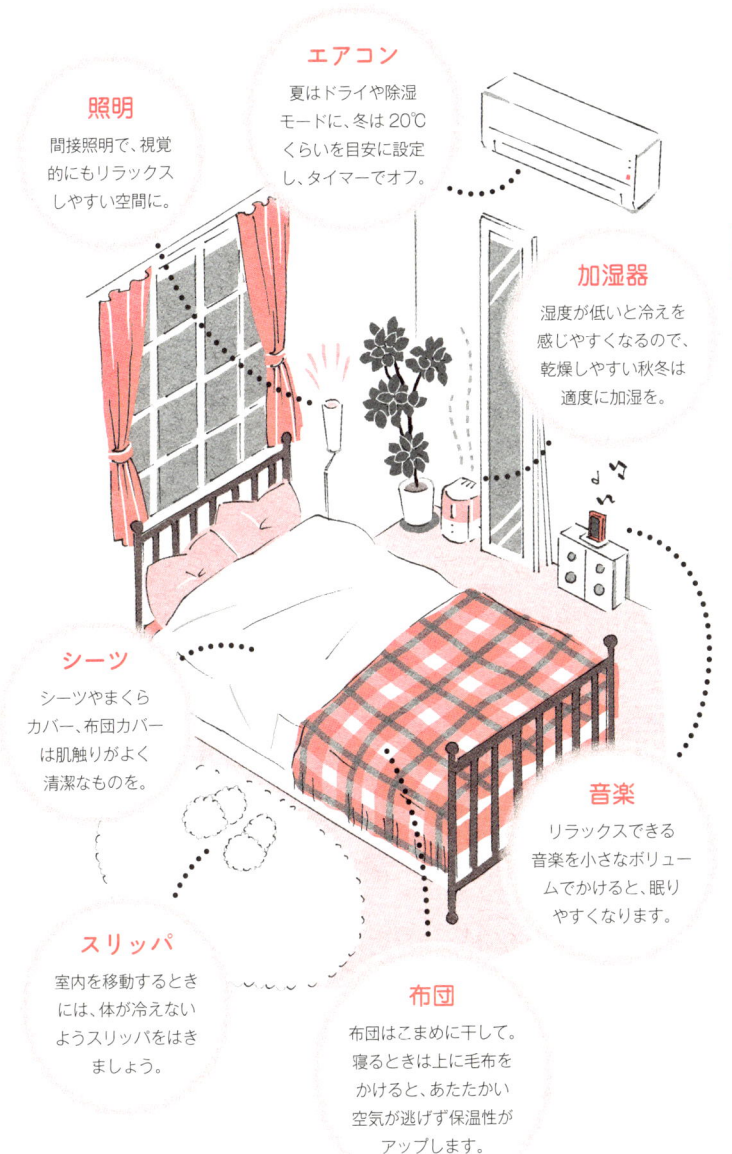

照明

間接照明で、視覚的にもリラックスしやすい空間に。

エアコン

夏はドライや除湿モードに、冬は20℃くらいを目安に設定し、タイマーでオフ。

加湿器

湿度が低いと冷えを感じやすくなるので、乾燥しやすい秋冬は適度に加湿を。

シーツ

シーツやまくらカバー、布団カバーは肌触りがよく清潔なものを。

音楽

リラックスできる音楽を小さなボリュームでかけると、眠りやすくなります。

スリッパ

室内を移動するときには、体が冷えないようスリッパをはきましょう。

布団

布団はこまめに干して。寝るときは上に毛布をかけると、あたたかい空気が逃げず保温性がアップします。

idea 70

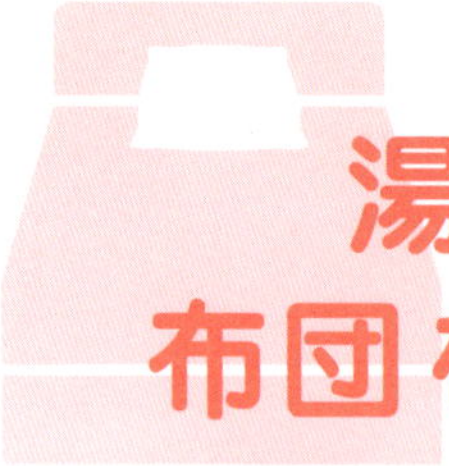

湯たんぽで布団をほかほかに

代謝ダウンタイプ　血滞りタイプ　水むくみタイプ　ストレスタイプ

湯たんぽで、布団も体もあったか

湯たんぽは、寝るときにぜひ活用したいあたためアイテム。とくに冬場は、寝る前に湯たんぽを布団の中に入れておくと、布団の冷たさをがまんすることなくあたたかな状態で眠りにつくことができます。できれば、**お風呂に入る前に湯たんぽを準備。**室内もあたたかくし、ほどよい湿度を保つことでさらに眠りやすくなるでしょう。

電気毛布や電気あんかを使ってもいいのですが、同じ温度がずっとキープされるところが難点。寝ている間は自然と体温が下がって体から熱が出ていきますが、外からあたためられ続けると熱を放出できず眠りの妨げに。体と同じく、自然と温度が下がっていく湯たんぽは、**就寝中の体に負担をかけることなくあたためられる優れもの**なのです。

［湯たんぽを活用してぐっすり］

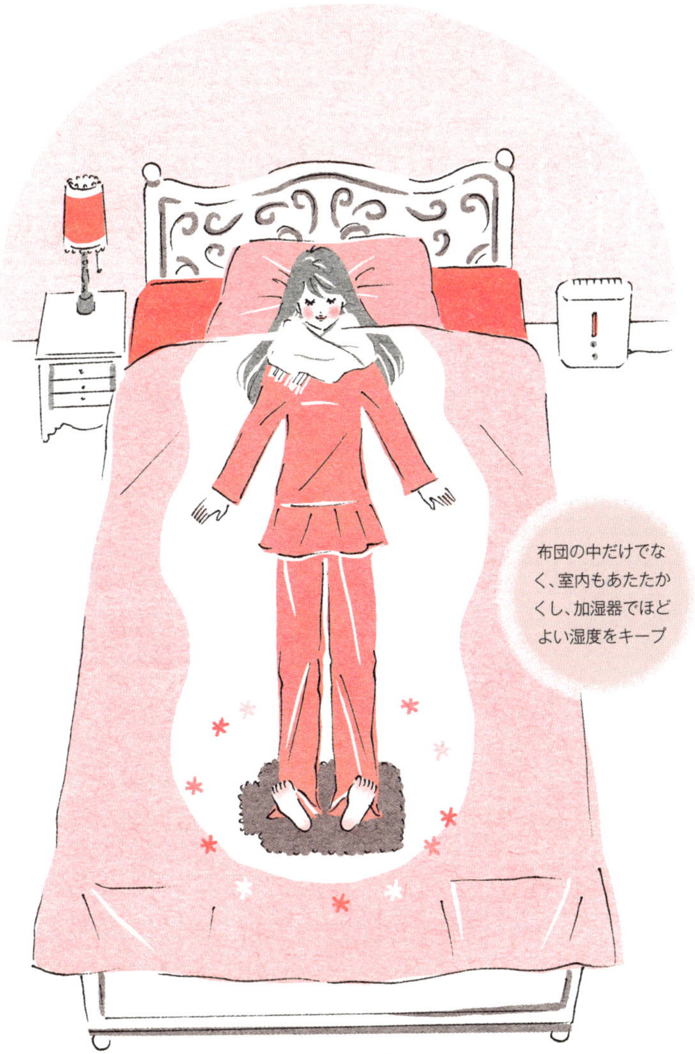
布団の中だけでなく、室内もあたたかくし、加湿器でほどよい湿度をキープ

STEP 1
布団に入ったときに腰がくる辺りに湯たんぽを入れ、布団をあたためておきます。

STEP 2
布団に入ったタイミングで湯たんぽを足元に移動すれば、おなかまわりも足元もぽかぽか。

idea
71

入浴後は冷えないうちに布団へ

代謝ダウンタイプ　血滞りタイプ　水むくみタイプ　ストレスタイプ

お風呂に入ったら、体があたたかいうちに眠る

お風呂で体をあたためても、そのまま薄着ですごしていては、すぐに体が冷えきってしまいます。寒い時期はとくに、**お風呂に入った後は、できるだけ早く布団に入りましょう。**

テレビを見はじめたりするとなかなか眠れなくなるので、入浴後はスキンケア、髪を乾かす、マッサージをしてストレッチ…など、就寝に向けてやることを決めておくのもいいかもしれません。

こんな工夫もできます

体が冷えてしまったらお酒の力をかりてあたためても

お酒を飲むとアルコールの働きで血管がひらき、体があたたまってきます。リラックス効果もあるので、少量であれば睡眠に効果的。体が冷えてしまったり、寒く感じるときには、熱燗やホットワインを少量飲んだり、ホットミルクにブランデーやラムをたらして飲んでも。飲みすぎると夜中に目が覚めたり、眠れなくなったりすることもあるので注意しましょう。

idea 72

強い光をひかえて神経をクールダウン

代謝ダウンタイプ　血滞りタイプ　水むくみタイプ　ストレスタイプ

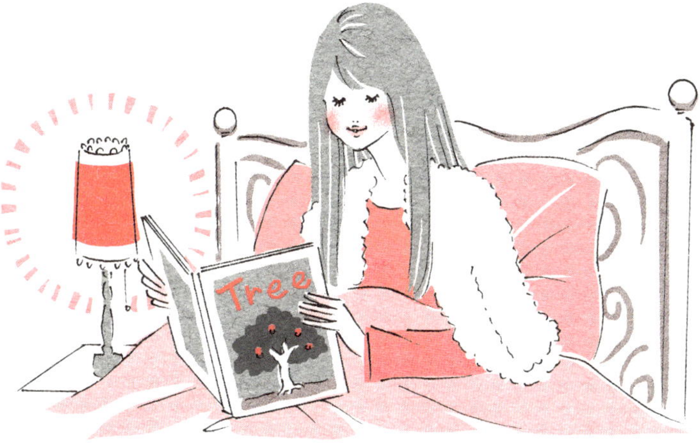

寝る直前はやさしい光に切り替えて

良質な眠りは冷えとりでもとっても重要。**強い光は交感神経を刺激してしまうので、意識が覚醒して寝つきにくく**なってしまいます。蛍光灯の明かりは消して、やさしい間接照明などに切り替えましょう。同じ理由から、**寝る直前にはテレビやパソコン、携帯電話などの画面を見ない**ようにしたいもの。どうしても見たいときは、短時間にとどめて。リラックスにつながる内容のものなら、無理にがまんするよりも見て落ちつくほうがいいでしょう。

idea 73

目を閉じてゆっくり深呼吸

代謝ダウンタイプ　血滞りタイプ　水むくみタイプ　ストレスタイプ

副交感神経を優位にし、深いリラックスへと導く

心地よく眠るためには、できるだけリラックスすることが大切です。日中に活動をしているONモードのときには交感神経が優位になっていますが、**眠るときにはOFFモードの副交感神経を優位に**働かせましょう。その**スイッチの切り替えに有効なのが、呼吸法**です。

電気を消して目を閉じ、ゆっくりと深呼吸します。副交感神経が優位になると血のめぐりもよくなって体があたたまり、眠りに入りやすくなります。

布団に入ったら、悩みごとを思い出したり、翌日のことを考えたりせず、ぐっすりと眠ることだけに集中しましょう。

こんな工夫もできます

どうしても眠れないときはイメージトレーニングを試して

どうしても眠れないときには、イメージトレーニングで体の力を抜く方法がおすすめ。「肩の力が抜けてきた」「腕がだらんとしてきた」「足にも力が入らない」というように、頭の先から足までゆっくりと1ヵ所ずつ、力が抜けていく様子をイメージしてみましょう。自然とリラックスでき、眠りやすくなります。

［リラックスへと導く深呼吸］

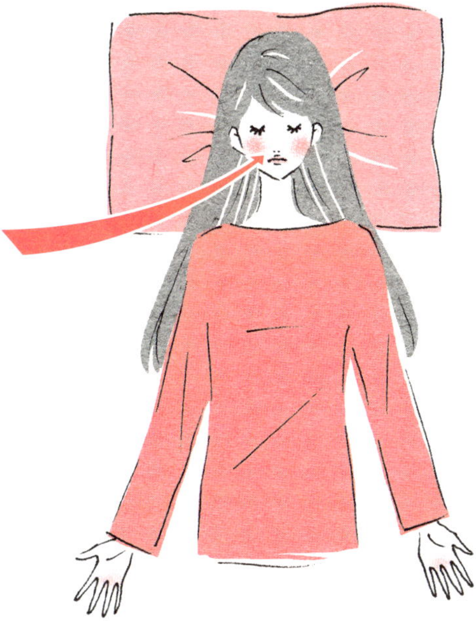

鼻から息を吸う

胸とおなか全体をふくらませるつもりで、鼻で息をたっぷり吸う。

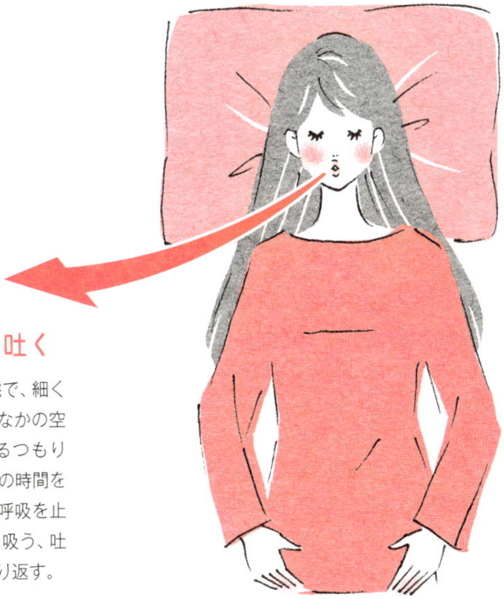

口から息を吐く

口をすぼめた状態で、細く長く息を吐く。おなかの空気を全部出しきるつもりで、吸うときの倍の時間をかける。1～2秒呼吸を止めたら、再び息を吸う、吐くを10回ほどくり返す。

教えて！ 渡邉先生

冷えとりにまつわるギモンや悩みごと

冷えとりに関する素朴な疑問や、冷えとりをはじめてみて気づいたこと、続けている間に感じる悩みなど、さまざまなクエスチョンに渡邉賀子先生がこたえてくれるコーナーです。

Q 冷えが辛いけれど、忙しくて冷えとりを続けられる自信がありません。はじめるなら、何からやればいいですか？

A 「できそう！」「やってみたい！」と思えるものからはじめてみてください。「がんばって続けるぞ！」と意気ごむと、無理してしまいがちです。

無理をすることはストレスにつながります。そして、ストレスは冷えの大きな要因。一生懸命やるほど、「冷えとりをがんばることで、冷えが悪化する」という本末転倒な状態に。がんばりすぎず、楽しんでやるくらいの気持ちで挑戦してみてください。

Q 組み合わせてはいけない冷えとりアイディアはありますか？

A とくにありませんが、強いていうなら、この本で紹介している内容を「全部一緒にやる」というのはやめたほうがいいですね(笑)。とにかくがんばらないこと、体をゆるめてリラックスすることが、冷えとりへの近道です。この本で紹介している冷えとりアイディアはどれも簡単なもの。「これで正しい？」「もしかして間違っているかも？」とルールを気にするよりも、「自分が実践しやすいものはどれか」を考えてみることをおすすめします。

Q 冷えとりの効果が実感できるまでどれくらい時間が必要ですか？

A　環境も体質も冷え具合も、人それぞれに違うので一概にはいえません。ただ、冷えは「体質」と「生活習慣」が結びついて起こるもの。「体質」は時間をかけないと改善できないものですが、「生活習慣」なら簡単に変えられるものもあるので、効果が実感しやすいでしょう。

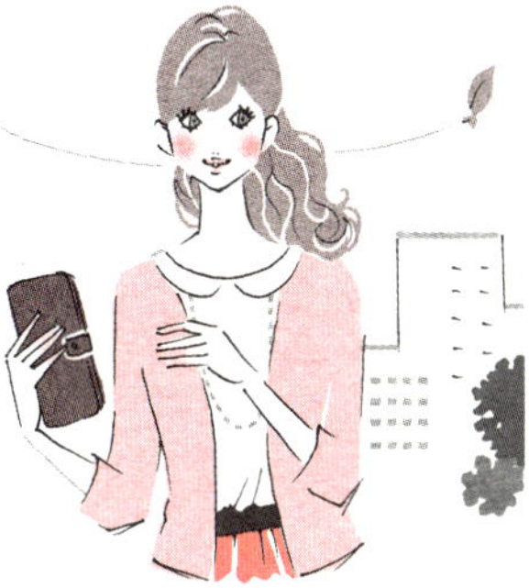

　例えば、この本で紹介した「ストールを持ち歩く」「カーディガンをはおる」「カイロを持ち歩いてこまめに使う」など、外から体をあたためる冷えとりアイディアを、冷えを感じやすいシーンで的確に使っていくと、比較的短時間で効果を感じやすいでしょう。

Q 現在ダイエット中です。冷えをとりながら、やせられる方法はありますか？

A　運動することをおすすめします。筋肉は動かすことで熱を生み出しますし、血のめぐりもよくなりますから、冷えとりにつながります。

　また、食事は熱をつくりだすエネルギーのもとなのでできるだけ減らしたくはありませんが、どうしても減らしたいなら脂質を抑えるといいでしょう。

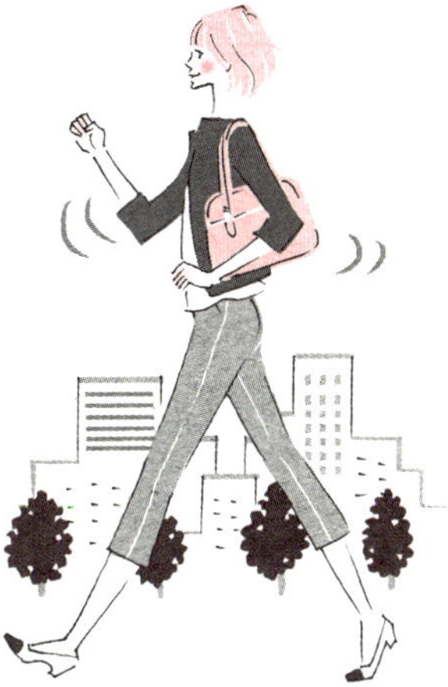

Q 冷えとりアイディアを一生懸命やっているのに効果が出ません。友達はよくなっているのに…なぜ？

A

冷えの原因となる体質や生活習慣は人それぞれなので、何が理由かははっきりとはわかりません。ただ、「一生懸命やっているのに」というところをみると、「がんばりすぎ」が原因かも…。冷えとりに大切なのは、リラックスすること。人と比較するよりも、あなたなりのペースで無理せず続けることが大切です。

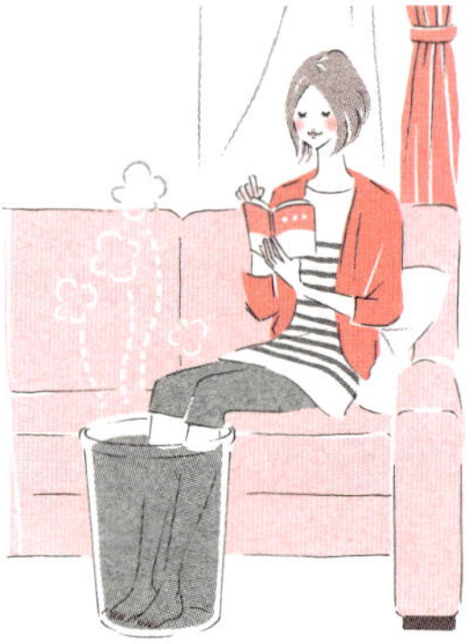

Q やっぱり禁煙したほうがいいのでしょうか？

A

ストレス解消のためにタバコを吸っている人もいるかもしれませんが、こればかりはおすすめできません。冷えが辛いなら、とにかく禁煙しましょう。血行が悪くなって冷えを悪化させるだけでなく、体にもいいことがありません…。

Q 薬やサプリメントは飲んでも大丈夫？

A

薬を摂取することよりも、薬を飲まずに痛みをガマンするストレスのほうが冷えには悪影響です。無理をせず、適量なら飲んでもいいと思います。栄養はサプリメントよりも食事から摂取するのがベストですが、必要だと感じるならば飲んでもいいでしょう。

Q 冷えが辛く、なかなか改善しません。病院に行ったほうがいいですか？

A　さまざまな冷えとりアイディアを試しても冷えが改善されず、辛いようなら、病院に行くことをおすすめします。

もともと冷えがあり、それに加えて不調がある場合や、その不調に対して病院で原因不明と診断された場合には、漢方外来を受診してみるといいでしょう。

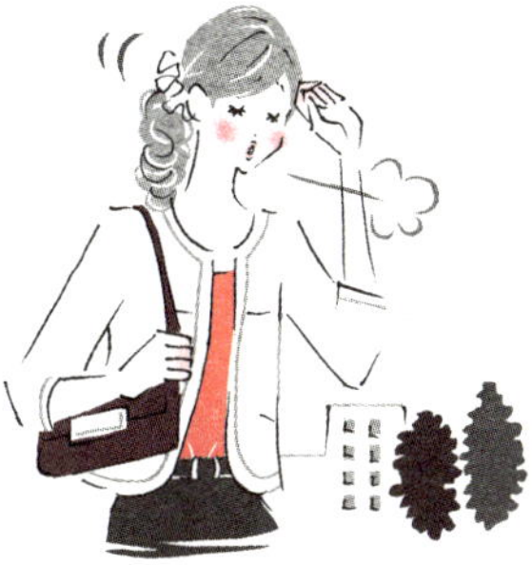

冷えをはじめ、病気とまではいかない不調を、体質から改善していくのが漢方外来です。体全体のバランスをみて、症状を改善していく漢方的なアプローチで、原因不明の不調も改善されるかもしれません。

Q 冷えが治ったら冷えとりはやめてしまっていい？

A　体調がよくなっても、無理でなければ冷えとりを続けることをおすすめします。でも、めんどうなら一度やめてしまってもいいでしょう。そこで体の変化をみて、「やっぱりやっていたときのほうが体調がよかったな」と感じるようならまたはじめたらいいと思います。

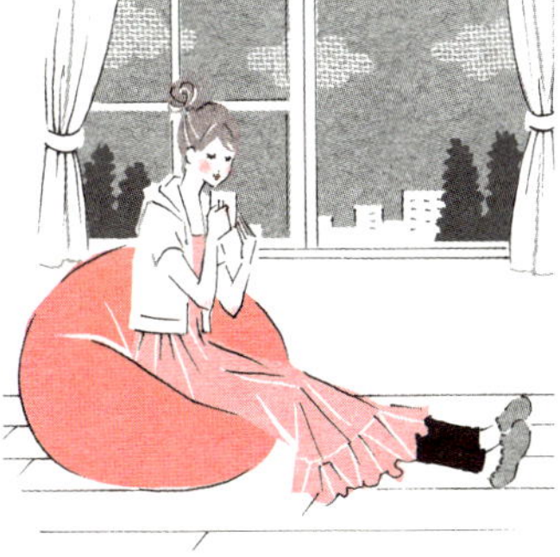

必ずやらなければいけない、というプレッシャーがストレスにならないよう、自分の体と向き合いながら気長に考えてみてはいかがでしょうか。

渡邉賀子　わたなべ・かこ

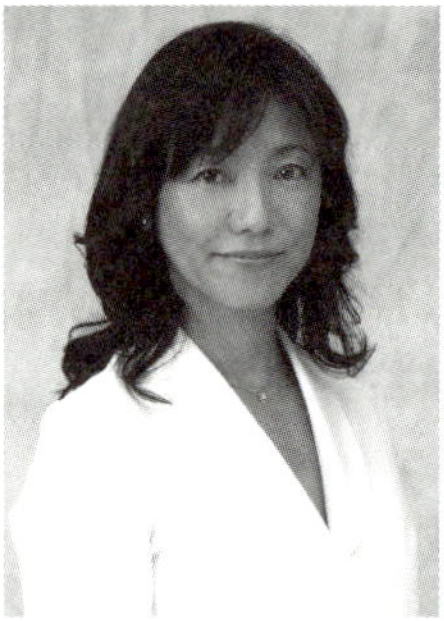

医学博士。医療法人祐基会・帯山中央病院院長。麻布ミューズクリニック名誉院長。漢方専門医。日本東洋医学会専門医・指導医。和漢医薬学会評議員。北里研究所・東洋医学総合研究所にて日本で初めての「冷え症外来」を開設。慶應義塾大学病院・漢方クリニックにて女性専門外来「漢方女性抗加齢外来」も開設する。2004年に「麻布ミューズクリニック」を開院。現在は、帯山中央病院、慶應義塾大学病院、麻布ミューズクリニックで診療しながら、「血めぐり研究会 supported by Kao」の主任研究会員などもつとめる。著書に『体を温めると美人になる』（幻冬舎）、『「脱・冷え症」で、さびない、むくまない、太らない』（オレンジページ）など多数。

●取材協力（マッサージ・ツボ押し）　小守恵子
●取材協力（料理）　樋高啓子、射場裕美子
●装丁・本文デザイン　尾崎文彦（tongpoo）
●イラスト　東山容子
●校正　聚珍社
●編集　佐々木智恵美、南 玲子（K-Writer's Club）

あたため美人《びじん》の冷《ひ》えとりbook

2012年8月31日　第1刷発行

著　者　渡邉《わたなべ》賀《か》子《こ》
発行者　友田　満
印刷所　玉井美術印刷株式会社
製本所　株式会社越後堂製本
発行所　株式会社日本文芸社
〒101-8407　東京都千代田区神田神保町1-7
電話　03-3294-8931（営業）
03-3294-8920（編集）
URL　http://www.nihonbungeisha.co.jp/

Printed in Japan　112120821-112120821Ⓝ01
ISBN978-4-537-21027-9

編集担当　角田